KB070821

콧물빼기 달인과 함께
비염 탈출하기!

콧물빼기 달인과 함께

비염 탈출하기!

| 김난희 지음 |

단순한 코막힘 하나가
집중력 장애를 만든다

시원해
(비염치료제)
경희대학교
임상실험 완료!

몇 대째 내려오는
한의사 집안의
비염치료법!

SBS 생활의 달인
비염치료
달인!

지식공감

숙명처럼 받아들인
한의사의 운명

어렸을 때부터 귀에 못이 박히도록 들어온 이야기가 있는데 언제 들어도 재미있고 흥미롭다. 바로 우리 부모님이 만나게 된 이야기다. 이야기의 시작은 이렇다. 추운 겨울날 낡은 설렁탕집에서 각자 자리에 앉아 설렁탕 국물을 입으로 후후 불어가며 드시고 있었단다. 사실 어머니는 어렸을 때부터 만성 중증축농증으로 고생하셨는데 특히 겨울에 감기에 걸렸다 하면 바로 축농증이 심해서 코가 꽉 막혀 항상 입을 벌리고 있어야 했다고 한다. 찐득한 코 가래가 목 뒤로 넘어가서 하루 종일 휴지를 들고 다니면서 코를 풀어도 시원하지 않아서 속으로 일부러 넘겨서 휴지에 뱉어냈다고 하였다.

어머니는 집안 형편이 어려워져 곧잘 해내던 학업을 중도에 포기하고 서울에 취직하러 올라왔었는데 설렁탕집에 들어가서 운명이

바뀌게 될 줄이야 누가 알았겠나? 앳된 20대 중반쯤 되는 어여쁜 아가씨가 코가 막혀 입을 다물고 음식을 제대로 씹지 못해 식사를 제대로 하지 못하고 연신 숨을 몰아쉬며 힘겹게 밥을 먹는 모습이 안쓰러워 아버지는 용기를 내어 옆 테이블로 건너가 대뜸 "그거 축농증이죠? 제가 고쳐줄게요! 따라오시오!" 했다고 한다. 어머니는 어이가 없기도 하고 자신감 넘치는 모습이 카리스마 있어 보여서 처음으로 모르는 남자를 따라 나왔다고 했다.

아버지가 어머니를 데리고 어디론가 가는데 처음에는 이런저런 불안감이 컸지만 이내 오래된 한약방 집에 도착하고 나니 안심이 되셨다고 한다. 그렇게 요즘 모 방송에 나온 '콧물빼기 치료'를 어머니가 받아 본 것이다. 1시간가량을 콧물을 빼고 났더니, 시야가 환해지고 코가 뻥 뚫려서 다시 태어난 기분이 들었다고 하셨다. 이 얘기를 할 때마다 어머니 표정은 항상 그 시절로 돌아가 왠지 들떠있고, 환해지곤 했다. 그 모습을 지켜보면 마치 내가 그 시절로 타임머신을 타고 가 있는 기분이 들곤 했었다. 막연하게 나는 커서 뭐가 될까? 생각할 때마다 운명처럼 자연스럽게 한의사가 되겠다고 마음먹게 된 원초적인 이유랄까? 그것도 비염·축농증을 잘 고치는 한의사가 되어야겠다고 받아들이게 된 것은 어쩌면 이미 태어나기 전부터 정해진 당연한 일이 아니었을까 생각해본다.

CONTENTS

PART2 | 비염의 원인 및 치료

PART3 | 비염 치료 사례

"면역력은 자신의 몸속에 있지 않은
외부 바이러스를 공격하여 몸 밖으로 내보내
질병에 걸리지 않는 힘을 말합니다."

PART

1

–

건강을 지켜주는
면역력

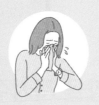

면역력이
왜 중요할까?

　면역력은 자신의 몸속에 있지 않은 외부 바이러스를 공격하여 몸 밖으로 내보내 질병에 걸리지 않는 힘을 말합니다. 다시 말해서 나와 내가 아닌 것을 구분하는 능력으로 외부의 환경에서 인체로 들어오는 병원균에 저항하는 힘을 면역력이라고 하는 거죠. 즉, 면역력은 몸의 독소를 중화하거나 항체를 생산해 병원균을 공격하여 신체 이상 반응이 나타나지 않도록 하는 힘으로 우리가 건강한 생활을 영위하기 위해서는 면역력이 중요한 역할을 합니다. 한의학에서는 면역력을 위기衛氣 라고 표현하며 면역력을 길러 병을 예방하는 예방의학에 관심이 많았습니다.

위기란 인체를 외사로부터 방어하는 기능을 가진 기운으로,

- 온양내외(溫養內外): 몸의 안과 밖을 따뜻하게 지켜준다.
- 호위기표(護衛肌表): 사기가 체표로 들어오지 못하게 피부를 보호한다.
- 항어외사(抗御外邪): 나쁜 기운·병사로부터 몸을 방어해준다.
- 자양주리(滋養湊理): 몸에 영양분을 제공·보호해준다.
- 개합한공(開闔汗孔): 땀구멍을 조절하여 노폐물 배출·체온유지
  등을 시켜준다.

이처럼 한의학에서는 이미 '위기'라는 말로 면역에 대한 개념을 확실하게 정의하고 있으며 병이 나서 고치는 치료의학뿐 아니라 미리 병을 막기 위한 노력·예방의학에 대해 더 많은 관심이 있습니다.

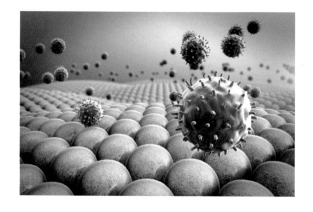

콧물빼기 달인과 함께 비염 탈출하기!

면역력이
떨어지는 이유

면역력이 떨어지는 이유는 몸에 해로운 세균이나 바이러스가 몸속으로 침투하여 신체 기능을 저하하기 때문이며 위장 기능의 약화, 기초 체온저하, 과로나 스트레스, 수면부족, 비만, 미세먼지 등에서 원인을 찾을 수 있습니다.

위장기능 저하

우리 몸의 면역세포는 장에 50%, 간에 30%, 폐에 20% 존재하며 음식물 소화, 흡수, 해독기능이 떨어지면 에너지 대사기능이 저하되어 체내의 노폐물 및 독소가 쌓이게 됩니다 유산균, 비피더스균 → 장내면역 세포 활성화 .

장의 역할은 단순히 '변을 만드는 것'이 아닙니다. 장은 소화 작용, 면역작용, 해독작용을 통해서 전신의 건강을 유지하는 데 필수 불가결한 기능을 합니다.

소화 작용: 탄수화물 – 포도당, 단백질 – 아미노산, 지방 – 지방산으로 작게 분해하여 장에서 영양분을 흡수한다. 장이 건강하지 않으면 아무리 좋은 영양제를 섭취해도 흡수율이 떨어지고, 똑같은 제품을 복용해도 장이 약하면 효과가 더딜 수밖에 없다.

면역작용: 장은 몸 안에 위치하고 있으면서 외부와 직접 접하고 있기 때문에 '최대의 면역기관'이라고 할 수 있다. 체내에 침입하는 세균, 유해물질이 직접 들어오는 곳, 이물질을 막아주는 역할을 하고 있기 때문에 장에는 많은 면역세포가 집중되어 있다. 그렇기 때문에 장 기능의 저하는 자연치유력, 면역력 저하의 원인이 될 수 있다.

해독작용: 간 이외에도 장내세균에 해독작용을 하는 것은 '장'이고 장이 제 기능을 하지 못하면 해독 능력이 저하되고, 간의 기능이 약화된다.

장 속에는 약 100조에 달하는 세균이 균형을 이루며 분포해 있습니다. 유익균 유산균, 비피더스균 등 : 소화흡수 향상, 면역력 증가, 비타민 합성에 도움을 줌 → 건강유지, 면역력 향상, 자가치유력, 피부건강.

기회균(박테로이데스): 유익균이 우세할 땐 유익균의 역할을 하고, 유해균이 우세할 땐 유해균의 역할을 하며 상황에 따라 다르게 일하는 기회주의자이다.

유해균(웰치균 등): 장내부패 촉질, 발암물질 생성, 악취가스 발생 등을 일으키며, 질병과 노화의 원인이 되고, 변비·피부악화를 일으키며, 동맥경화를 발생시킨다.

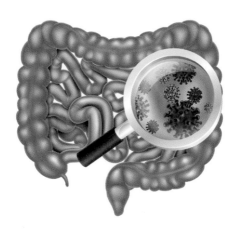

기초체온 저하

급격한 체온변화나 노화로 인해 체온 조절 능력이 저하되는 경우에 면역력이 떨어질 수 있습니다. 특히, 우리 몸은 기초체온이 1℃ 떨어지면 면역력은 30%가 저하되며 항상성을 유지하기 위해 온도변화가 심해지면 에너지 소모율이 높아지고 몸이 냉해지면서 혈액순환 장애로 염증반응이 잘 생기게 됩니다.

과로나 스트레스

스트레스를 받으면 스트레스에 대한 반응호르몬인 코티솔이 분비됩니다. 코티솔은 스트레스와 같은 외부 자극에 맞서 신체가 대항할 수 있도록 신체 각 기관으로 더 많은 혈액을 방출시킵니다. 그 결과 맥박과 호흡이 증가하고 혈압과 혈당수치가 상승하게 되고 면역기능이 약화되어 감기와 같은 바이러스성 질환에 쉽게 노출될 수 있습니다.

콧물빼기 달인과 함께 비염 탈출하기!

수면부족

수면부족은 자율신경의 균형이 깨지면서 면역세포인 백혈구의 기능이 저하됩니다. 특히, 잠잘 때 나오는 멜라토닌 호르몬이 체내 면역력을 높여주고 지방대사에 관여하는데 잠을 못 자면 이 호르몬이 낮아져 면역력을 떨어뜨리고 살이 찌게 됩니다.

비만

습담이 쌓이게 되면 대사기능과 혈액순환 기능이 떨어져 체내에 노폐물 및 독소가 축적되게 됩니다. 우리 몸에 독소가 쌓이게 되면 염증세포가 증가하고 각종 염증성 질환에 노출되기 쉽습니다.

미세먼지

 아주 작은 입자의 미세먼지가 인체의 폐포까지 침투하여 각종 호흡기 질환의 직접적인 원인이 되며 인체의 면역기능을 악화시킵니다.

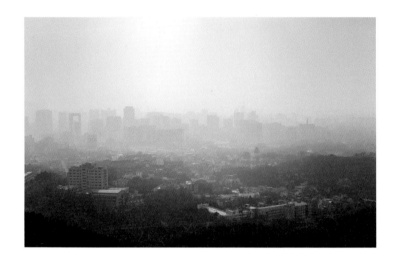

 미세먼지는 아주 작은 물질로 대기 중에 오랫동안 떠다니거나 흩날려 내려오는 직경 10㎛ 이하의 입자상 물질로 중금속이 포함된 1급 발암물질로 보이지 않는 입자가 기관지는 물론 폐, 혈관, 심장, 뇌까지 침투하여 각종 질병의 원인이 되기도 합니다.

콧물빼기 달인과 함께 비염 탈출하기!

신체기관	발생할 수 있는 질환
뇌	혈전을 만들고 세포를 손상, 뇌졸중, 치매, 편두통, 뇌혈관 질환
눈	알레르기성 결막염, 각막염, 가려움증 유발
코	알레르기성 비염, 후두염, 흡입 시 폐포를 통과해 혈액 속으로 침투
피부	수분감소, 피부노화, 색소침착, 주름증가, 모공확대, 피부트러블, 아토피, 탈모
폐	폐포 손상과 염증 반응 유발, 기침, 천식, 만성폐쇄성 폐질환, 호흡기 질환
심장	산화스트레스 증가로 칼슘 대사 이상, 부정맥, 심근경색, 심혈관 질환
자궁	태반의 혈액 순환이 잘 안 되어 태아에 영양공급 방해, 태아성장저하, 뇌발달 및 기능저하

면역력이 떨어지면 생기는
증상 및 질환

감기

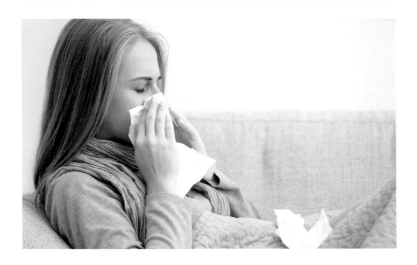

면역력이 떨어지면 바이러스에 쉽게 노출되어 감기에 걸리기 쉽고 제때 치료하지 않고 증상이 심해지면 만성비염이나 축농증으로 발전할 수 있습니다.

콧물빼기 달인과 함께 비염 탈출하기!

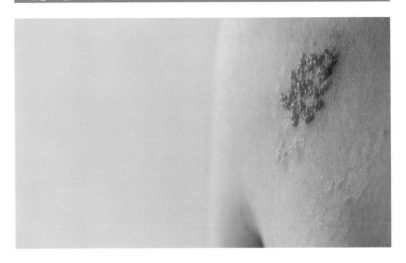

　대상포진은 몸 한쪽으로 피부에 여러 개의 물집이 잡히면서 극심한 통증을 동반하는 질환으로 수두 바이러스가 몸 안에 남아 있다가 면역력이 떨어지면 신경절을 따라 감염을 일으키면서 발병하게 됩니다.

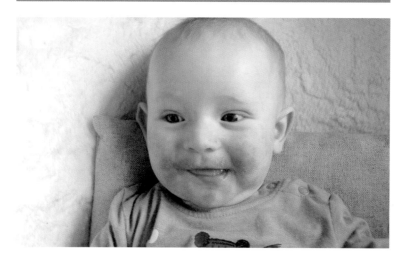

면역력이 떨어지면 피부가 예민해져 트러블이 생기기 쉽고 노화가 가속화되며 피부재생 능력이 떨어지고 지속적인 염증을 일으키는 아토피나 건선 등의 질환이 발생할 수 있습니다.

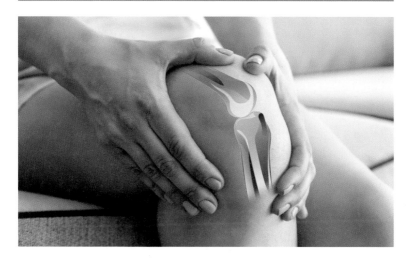

　　면역 밸런스가 깨져 생기는 질환 중 하나로 면역력이 교란되면 자기 신체 조직을 공격하는 자가 면역 질환인 류마티스 관절염 발병 확률이 높아집니다.

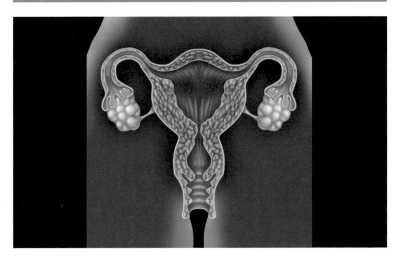

면역력이 떨어지면 자궁경부 HPV라고 불리는 인유두종바이러스
에 감염되어 자궁경부에 변형을 일으키는 질환이 발생할 수 있으며
지속적인 감염으로 인한 염증이 발생하면 이는 종양으로 진행될 위
험이 있습니다.

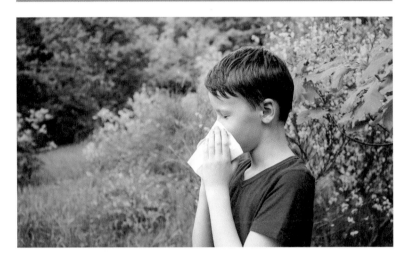

비염은 폐, 기관지 등의 호흡기 면역력이 부족해져 생길 수 있습니다.

면역력 증진에
효과적인 방법

면역력에 좋은 음식

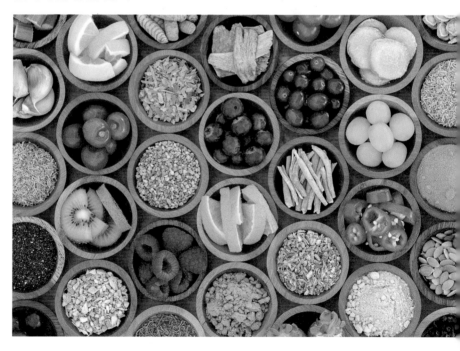

콧물빼기 달인과 함께 비염 탈출하기!

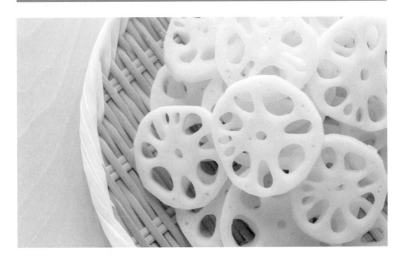

연근은 연의 줄기로 예부터 약재로 이용될 만큼 건강 효과가 뛰어납니다. 연근에는 아스파라긴·아지닌·티록신 등 아미노산이 많이 들어 있어 면역력 증진과 몸속 대사활동을 원활하게 하는 데 도움을 줍니다. 그리고 인과 마그네슘이 풍부한 죽순과 사포닌 성분을 포함하고 있는 우엉, 더덕, 도라지도 면역력을 높이는 데 도움을 줍니다. 사포닌은 호흡기 점막의 점액 분비를 늘려주고 가래를 제거해주기 때문에 면역력을 높여주는 데 효과적입니다.

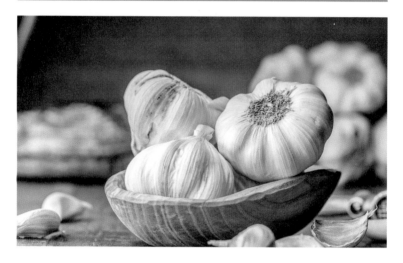

마늘은 박테리아와 곰팡이, 바이러스에서 암세포까지 제거하는 최고의 면역증강 식품으로 알려져 있으며 마늘 속의 알리신과 유황 성분은 체내의 수은이나 독소를 변과 결합해서 몸 밖으로 배출시킵니다. 특히 알리신은 살균과 항균 작용을 해서 감기를 예방하고 면역기능을 높이며, 세포를 늙게 하는 활성산소를 제거하는 항산화 효과가 뛰어납니다. 실제로 마늘의 항암 효과는 중국의 역학조사에 의해 밝혀진 바 있는데, 연간 1.5kg의 마늘을 섭취한 사람은 거의 섭취하지 않은 사람에 비해서 암 발병률이 1/2로 감소했습니다.

버섯

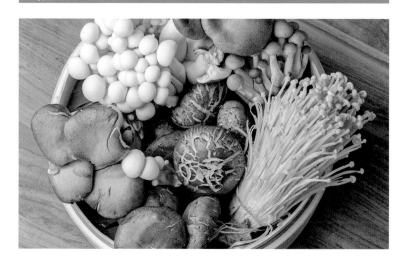

버섯에 들어있는 베타클루칸 성분은 아우레오바시즘이란 미생물의 일종으로 자일리톨과 같은 기능성 당알콜과 플루란과 같은 가식성다당류 생산 균주로 널리 알려져 있습니다. 베타글루칸은 면역기능 향상효과, 림프구의 활성을 강화시켜 암예방을 하며, 암세포가이미 발생하고 발병한 후에도 암세포를 공격하며, 장내에 유해생물을 억제하고 유용미생물과 유해미생물의 균형을 조절합니다. 또한체내에 유입된 병원균을 공격하는 항체세포를 활성시켜 인체의 면역작용을 증가시켜 줍니다.

미나리

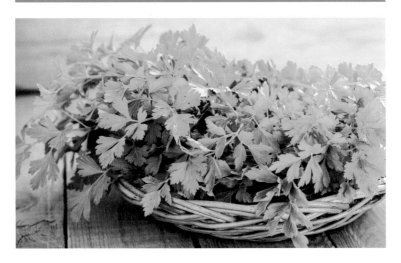

　미나리는 각종 비타민과 몸에 좋은 무기질, 섬유질이 풍부한 알칼리성 식품으로 해독과 혈액을 정화시키는 데 뛰어난 효능이 있습니다. 특히 산성화된 몸을 중화시켜주고 해독작용을 통해 몸속의 독소와 노폐물을 배출시켜줍니다.

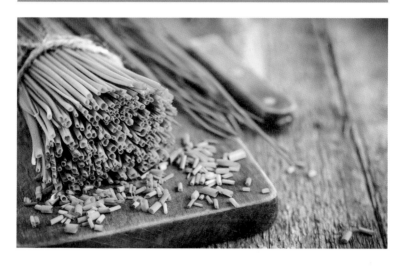

부추는 활성산소 해독작용 및 혈액순환을 원활하게 해주며 부추의 독특한 냄새와 맛을 내는 황화알릴은 비타민 B1의 흡수를 도와 소화력을 증진시키며, 살균 작용을 하는 것으로 알려져 있습니다. 또한 피로 물질을 체외로 배출시켜 피로회복에도 도움을 줍니다.

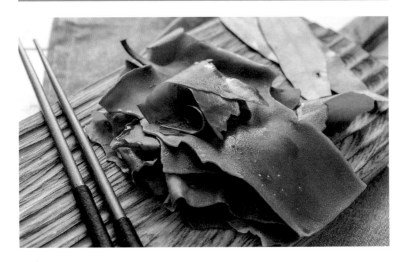

　미역, 다시마 등의 해조류 속 알긴산과 클로렐라 성분은 체내의 중금속과 독소를 체외로 배출시켜 피를 맑게 해주며 요오드와 미네랄이 풍부해 신진대사를 원활하게 해주어 면역력 개선에 도움을 줍니다.

토마토

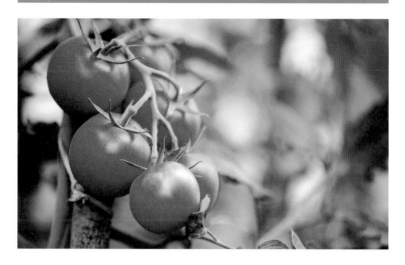

　토마토에는 각종 비타민과 무기질, 식이섬유가 함유되어 있어 소화를 돕고 신진대사를 촉진시켜 면역력을 높여 줍니다. 또한 토마토에는 항산화물질인 '라이코펜'이 다량 함유되어 있어 몸의 기능을 저하시키는 활성산소를 제거하고 면역력을 끌어올리는 데 도움을 주며 항암효과에도 탁월합니다. 이외에도 호르몬변화에 따라 발생하는 전립선암, 유방암 예방에 효과적이라는 사실이 이미 여러 논문에 발표됐습니다. 특히 토마토를 익혀 올리브오일을 뿌려 먹으면 체내 흡수율이 7배 높아집니다.

면역력에 좋은 한약재

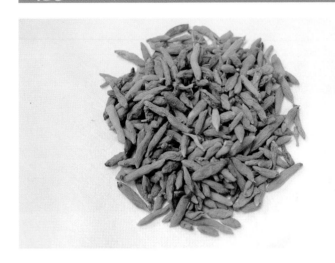

맥문동은 마른기침, 각혈, 가래 등 폐 관련 질환에 좋은 효능이 있으며 원기를 북돋아 기침과 천식을 예방하는 데 효과적입니다. 특히 맥문동은 동의보감 東醫寶鑑 에서도 '오래 복용하면 몸이 가벼워지고 천수를 누릴 수 있다'고 기록될 만큼 인체 진액이 부족할 때 쓰이는 대표적인 약재로 열독으로 몸이 검고 눈이 누른 것을 치료하며 심을 보하고 폐를 맑게 합니다. 또한, 정신을 진정시키고 맥기를 안정시켜 면역력 강화에도 도움을 줍니다.

도라지

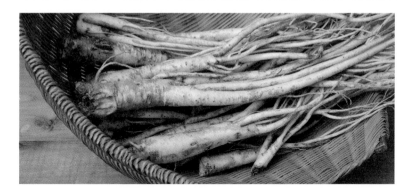

　한방에서는 도라지를 길경 桔梗 이라 부르는데 동의보감 東醫寶鑑 에 의하면 도라지는 '폐의 숨이 가쁜증을 다스리며 인후통과 가슴, 옆구리 등이 결리고 아픈 것을 고친다. 산중의 곳곳에 있으니 음력 2월과 8월에 뿌리를 캐어 말린다. 나물로 만들어 사시로 먹으면 좋다'라고 되어 있습니다. 그만큼 도라지는 폐와 관련된 병 즉, 진해거담과 천식은 물론 폐결핵, 늑막염 등에 도움이 되는 것으로 알려져 있습니다. 도라지의 아리고 쓴맛은 플라티코딘, 사포닌 등인데 항염증, 거담, 항궤양, 진해, 해열, 진통 등의 약리작용이 있는 것으로 알려져 있습니다. 또한 폐를 맑게 하고 답답한 가슴을 풀어주며 몸속에 차가운 기운을 풀어주어 기침을 멈추게 하고 담을 없애는 데 효과적입니다. 그리고 인후통과 감기로 인한 기침, 가래, 코막힘, 천식 등 기관지 면역력 향상에 도움을 줍니다.

쑥(애엽)

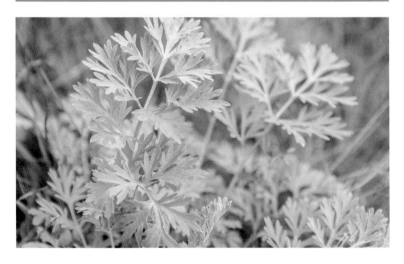

본초강목 本草綱目 에 의하면 쑥은 '속을 덥게 하여 냉을 쫓으며 습을 덜어 준다'고 전해지고 있으며 동의보감 東醫寶鑑 에서는 '독이 없고 모든 만성병을 다스리며 특히, 부인병에 좋고 자식을 낳게 한다'라고 저술되어 있습니다. 이처럼 쑥은 미네랄이 풍부하고 알칼리성 식품으로 우리 몸을 따뜻하게 해주어 부인병에 특효입니다. 또한 비타민 A와 C가 풍부해 인체 저항력 증가는 물론 위장을 튼튼하게 해줘 면역력이 떨어져 있거나 소화기 질환을 앓고 있는 사람에게 효과적입니다. 또한, 혈액 속에 노폐물 제거에 도움을 주어 혈액순환을 원활하게 해주고 몸을 따뜻하게 해줍니다.

황옥고(경옥고)

경옥고는 정 精 을 채우고 수 髓 를 보하
며, 모발을 검게 하고 치아를 나게 하
며, 만신 萬神 이 구족 俱足 하여 백병
을 제거한다고 되어 있습니다. 동
의보감 東醫寶鑑 에는 경옥고의 효
험을 과장하여 27년을 먹으면 360
세를 살고 64년을 장복하면 500세를
살 수 있다고 하였습니다. 예로부터 경옥고
는 우리나라에서 매우 귀중한 약으로 알려져 있었고, 지금도 많이
이용되는 처방입니다. 이러한 경옥고 처방에 아람한의원의 비방약
재를 추가하여 만든 것이 황옥고인데 황옥고는 우리 몸의 근본물질
인 정과 우리 몸의 에너지가 되는 기를 보강하여 면역력 증진 및 기
력회복, 노화방지, 성장기 어린이, 갱년기 여성, 만성호흡기 질환 개
선에 도움이 되는 보약입니다.

6년근 홍삼

기력, 체력, 지구력 증진, 피를 맑게 하고 순환원활, 간장 및 위장기능강화, 항당뇨, 항암, 면역기능증진.

백복령

폐로 들어가 폐의 습과 열을 내보내고 꺼서 진액이 저절로 생기게 한다. 백복령은 맛이 담백하고 기가 옅어서 달고 자윤 하되 기름지게 하지 않는다. 또한 비장을 건장하게 하고 비장으로 하여금 폐가 허약해진 것을 회복시킬 수 있게 하며 회복된 폐가 정과 기를 충족시킬 수 있도록 한다. 혈압 강하 작용, 혈액순환 촉진 작용, 심신 안정 효과, 이뇨 작용.

생지황

생지황은 성질이 차고 수분이 많은 약재여서 혈액을 서늘하게 하고 열을 내리며 몸 안의 진액을 생성시킨다. 몸 안의 진액이 부족하여 허화가 뜨는 병증, 소갈, 허화로 인한 출혈증상, 구갈 등의 병증을 다스린다. 또한 생지황은 지황 날것을 그대로 사용하는데 피를 맑게 하고 조직 내에 침출된 어혈을 풀어주는데 더할 수 없는 명약이다.

꿀

피로회복, 살균능력, 증혈작용, 진정작용, 간 기능 개선, 혈압강하 작용, 피부미용, 조혈기능, 신경 면역계활성작용.

맥문동

음을 보하고 폐를 눅여주며 심열을 내리고 진액을 불려주며 소변이 잘 나오게 한다. 약리실험에서 강심작용, 이뇨작용, 약한 거담작용, 진해작용, 영양작용, 억균작용 등이 밝혀졌다. 마른기침, 열이 나고 가슴이 답답한데 입안이 마르고 갈증이 나는 데 토혈, 각혈, 부종, 소변불리, 변비 등에 쓴다.

면역력에 좋은 생활습관

첫 번째, 수시로 따뜻한 물 자주 마시기

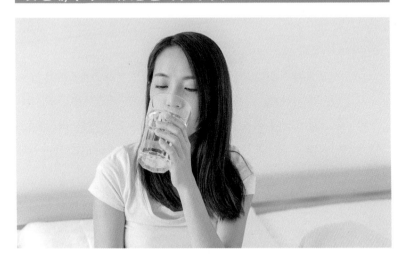

　우리 몸에 수분이 부족하게 되면 몸속에 노폐물이 쌓이고 독소가 축적될 수 있기 때문에 수시로 물을 마시어 노폐물과 독소를 배출시키는 것이 중요합니다. 또한, 우리의 몸은 체온이 1℃만 떨어져도 면역력이 30%가량 감소하기 때문에 따뜻한 물을 섭취하여 몸의 체온을 유지시켜 면역력이 떨어지지 않도록 해야 합니다.

콧물빼기 달인과 함께 비염 탈출하기!

두 번째, 손을 항상 청결하게 유지

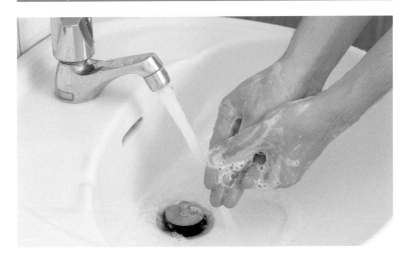

면역력을 높이기 위해서는 개인위생관리가 필수이기 때문에 수시로 손을 씻어 손에 묻어 있는 세균이나 바이러스를 제거해야 합니다. 또한, 손을 씻을 때는 물로만 씻기보다는 비누를 사용해 손가락 사이사이까지 깨끗하고 꼼꼼하게 닦는 것이 중요합니다.

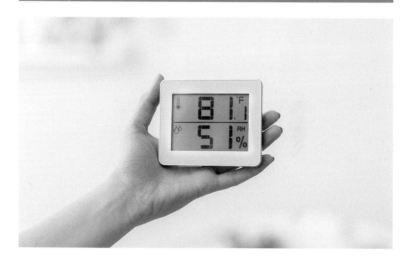

온도와 습도 조절을 통해 피부와 코 속의 건조함을 해결합니다.

네 번째, 마스크 착용하기

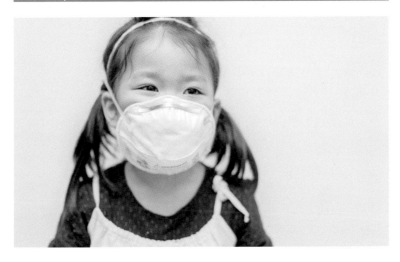

마스크를 착용하게 되면 코 점막을 건조하지 않게 습도를 조절해주며 체온을 유지시키고 세균이나 먼지로부터 우리 몸을 보호해줍니다. 일상생활에서 황사와 미세먼지로부터 호흡기를 보호하기 위해서는 미세입자를 걸러내는 기능을 가진 황사, 미세먼지전용 마스크를 착용하는 것이 좋습니다.

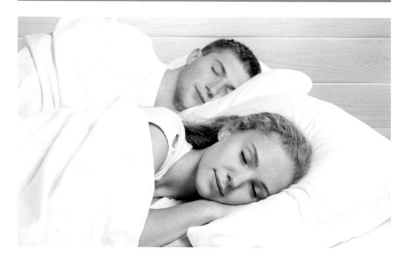

잠이 부족하면 면역시스템이 제 역할을 하지 못해 면역력이 떨어지고 각종 질환에 노출되기 쉽습니다. 따라서 잠자기 전에는 숙면에 방해되는 스마트폰을 멀리하고 평소 가벼운 운동을 하여 숙면을 취하기 위해 노력하는 것이 중요합니다.

면역력과
위장건강

우리의 장은 단순하게 소화흡수만 하는 것이 아니라 장 속의 세균과 항상 상호작용을 하는 커다란 면역기관으로서 장이 건강하지 않으면 단순한 장 질환뿐만 아니라 아토피, 천식 등 다양한 자가 면역 질환에도 노출될 위험성이 높아집니다. 또한, 장에는 면역세포가 80% 분포하고 있어 우리 몸의 면역력을 담당한다 해도 과언이 아닙니다. 따라서 건강유지를 위해 장에서 높은 면역력을 갖추어 외적으로부터 몸을 지키고 장 점막의 항상성을 유지하는 것이 중요합니다.

우리 몸은 외적의 침입에 대비하여, 우선 구강 내나 비강 내에는 점액이 분비되고 있습니다. 점액 속에는 적을 공격하는 표창이라고도 할 수 있는 항체 s-IgA 분비형 면역글로불린A 가 함유되어 있어, 외적을 무독화하여 콧물이나 가래로 만들어 체외로 배출합니다. 이 s-IgA를 만드는 지령을 내리는 것이, 장관에 존재하는 면역세포입니다.

소장에 존재하는 '파이엘판'이라고 불리우는 돔 형태의 기관에는, 거의 전 종류의 면역세포가 집결되어 있습니다. 외적이 침입하면 한 시라도 빨리 파이엘판 내에 집어넣고, 자연면역인 마크로퍼지 등의 식세포나, 획득면역인 '킬러T KT 세포' 등 면역세포가 총동원되어, 연계플레이에 의한 면역시스템이 발동됩니다 세이겐 연구소, 2013 .

유산균은 사람의 장관 내, 구강, 질 등에 상재균으로 존재하고 있습니다. 이들 균을 장내 세균이라 부르고, 균들의 집단을 장내균총이라 부릅니다. 사람이 태아로 있을 당시 인체 내는 무균 상태입니다. 분만 시 산도, 질, 공기 등을 통하여 세균에 감염되게 되며 출생 후 하루가 지나면서부터 나오는 변에는 대장균, 장구균, 클로스트리움균 같은 부패균, 포도상구균, 유산간균 등이 나타나기 시작합니다. 인체 내는 본격적인 유해균과 유익균의 전쟁이 시작되며 유해균이 많아지면 각종 질병에 노출되게 되고 유익균이 많으면 건강을 유지할 수 있게 됩니다 유산균의 효능과 이용, 강태진, 2009 .

면역력 자가진단 테스트

피로가 잘 풀리지 않는다.	
감기에 자주 걸리고 잘 낫지 않는다.	
입안이 헐거나 입 주위에 물집이 자주 생긴다.	
눈 염증(다래끼)이 자주 생긴다.	
스트레스가 자주 쌓인다.	
상처가 잘 낫지 않는다.	
체력이 급격히 떨어진다.	
배탈 또는 설사가 잦다.	
눈 밑에 다크서클이 자주 생긴다.	
인내력과 끈기가 없어진다.	

10가지 항목 중 3개 이하 = 정상 ┃ 4~6개 = 경계 ┃ 7개 이상 = 주의

Q1 선생님 병원에서 알레르기 TEST를 해봤는데 동물털이랑 집 먼지 진드기 수치가 높게 나왔대요. 이게 다 면역력이 저하되어서라고 하는데 도대체 면역력이 뭐에요?

▶▶ 지구상에 알레르기를 유발하는 물질이 대략 300여 종이라고 밝혀져 있는데요. 그중에서 보통 병원에서 하는 알레르기 검사는 55여 종입니다. 알레르기 반응이란 항원에 대한 항체반응이 너무 과도하게 나타나는 것인데요. 예컨대 집먼지 진드기를 묻힌 주사제에 피부가 동전 모양만큼 부풀어 오르면서 열감, 소양감 등이 나오는 것을 보고 확인하는 것으로 우리 몸은 병원균에 저항해 스스로를 보호하고 지켜주는 힘 즉, 면역력을 갖고 있습니다. 그런데 어떠한 이유로 신체 대사기능이 저하되었거나 해독능력이 떨어지거나 기운이 부족해지고 오장육부 활동이 비정상이 되면 면역기능 체계의 균형이 깨지고 이로 인해 면역질환이나 알레르기 질환이 발생하는 것입니다.

Q2 그러면 선생님 면역력은 왜 떨어지며 균형이 깨지는 것이며 면역력을 정상적으로 돌려놓으려면 어떻게 해야 되나요?

▶▶ 한방에서는 선천적인 기운이 부족해서 병에 더 자주 걸린다고 보기도 하고 특히 비염, 아토피 같은 질환은 폐의 열이 순환, 해독이 잘 되지 않아서 생긴다고 봅니다. 이 밖에도 소화기가 약해 섭취한 음식물을 제때 소화를 못 시키고 잦은 배변장애로 고생하게 되면 몸에 필요한 영양분의 흡수가 되지 않아 기운이 부족해지고 몸에 노폐물이 쌓여 해독이 되지 않아 예민한 상태의 '몸'이 되기도 하지요.

따라서 첫째, 위장기능을 도와 소화, 해독, 양분흡수가 제대로 이루어져야 하고 둘째, 폐 기능을 강화시켜 감기나 바이러스 질환에 노출되기 쉬운 몸을 건강하게 길러야 하며 셋째, 부족한 원기(위장의 기운)를 북돋아 체력이 쉽게 떨어지지 않게 해줘야 합니다. 저희 한의사들은 환자분이 오시면 무조건 침, 약, 뜸만을 명령조로 권하기보다는 장시간의 진료 및 상담을 통해 그 사람의 개별적인 체질과 기운상태, 장부의 상태, 병증을 고루 잘 살핀 후에 그 사람에게 맞는 음식, 운동, 생활습관 등을 교정해주어 병을 고치는 것에 그치지 않고 앞으로 재발방지, 질병의 예방에도 신경을 쓰고 있습니다.

Q3 방금 전 면역력을 떨어뜨리는 원인 중에 위장기능의 저하를 말씀하셨는데요. 그럼 유산균을 꾸준히 먹는 게 도움이 되겠네요?

▶▶ 맞습니다. 오죽하면 '대장은 제2의 뇌다'라고 부를 정도로 장은 소화, 면역, 해독작용을 담당하며 전신의 건강을 지켜주는 기본이며 기틀입니다. 우리 몸의 면역세포는 장에 50%, 간에 30%, 폐에 20% 정도 존재하며 장기능이 떨어지면 몸속에 들어온 음식물 대사기능이 저하되어 체내에 노폐물이나 독소로 쌓이게 됩니다. 그런데 유산균이나 비피더스균은 이러한 장내의 면역세포의 먹이가 되어주고 활성화시켜 장에서 영양분을 제대로 흡수할 수 있게 도와줍니다. 유산균제품을 드실 때는 우선 장까지 오래 살아남아 도달할 수 있는 제품인지 확인하시고 식후가 아닌 꼭 식전에 드실 것을 권합니다. 식후에 드시게 되면 소화액의 분비로 유산균이 많이 소멸되기 때문인 것 아시죠?

Q4 근데요 선생님. 뉴스에서 보니깐 미세먼지가 면역력을 떨어뜨린다고 하던데 사실인가요? 좀 이해가 안 돼요. 그리고 이건 우리가 어떻게 해볼 수 있는 문제도 아니고 억울한데요.

▶▶ 맞아요, 억울하죠. 하지만 따지고 보면 미세먼지라는 환경오염은 누구 탓도 아닌 우리 인간들이 만든 산물이죠. 요즘 일회용컵, 비닐, 플라스틱 안 쓰기 운동이 전 세계적으로 확산되고 있는 거 아시죠? 개

개인이 "나 하나쯤이야"라고 생각하는 건 이미 시대흐름에는 안 맞고 미개적인 생각인 것 같습니다. 미세먼지는 우리 몸 머리부터 발끝까지 미치지 않는 곳이 없답니다. 워낙에 입자가 작아(10㎛ 이하) 혈관에 침투해 혈전을 만들고 뇌혈관 질환부터 알레르기성 결막염과 알레르기성 비염, 아토피나 탈모, 기관지염, 천식, 만성폐쇄성 폐질환, 심부정맥, 류머티스 관절염, 대상포진까지. 그 성분 또한 중금속, 독성물질, 1급 발암물질들이거든요. 따라서 평소에 환경에 대한 생각과 조금씩 실천하기, 물 많이 마시기와 마스크 사용하기 등을 생활화해야겠습니다.

Q5 면역력이 떨어지면 알레르기 질환뿐 아니라 치매나 심부정맥, 대상포진, 류머티스 관절염까지 걸린다고 하니 무서운데요. 이런 질환들은 나이 드신 분들에게나 해당되는 줄 알았거든요. 방심하면 안 되겠는데요?

▶▶ 예를 들어 류머티스 관절염은 퇴행성 관절염과는 다른 질환입니다. 물론 관절이 붓고 아프고 뼈마디가 굵어지거나 변형이 생기는 증상은 비슷하지만 나이가 들어서 오랜 기간 동안 관절의 과도한 사용으로 연골이 닳거나 인대가 늘어나 관절이 마모가 되어 관절의 노화로 생기는 퇴행성 관절염과는 달리 류머티스 관절염은 바이러스의 공격으로 인해 혈액 내 염증수치가 높아져 생기는 질환입니다. 결국 체내 면역균형이 깨져서 면역력이 교란되면 자기신체조직을 공격하게 되고 이로 인해

관절마디가 빨개지고 붓고 쑤시면서 심하게 뒤틀어지는 관절의 변형까지 초래하게 되죠.

　대상포진 또한 'Herpers zoster'라는 수두바이러스가 몸 안에 남아 있다가 면역력이 떨어지면 신경절을 따라(옆구리부터 얼굴 측면까지) 감염을 일으키면서 발병하는데요. 처음에는 조그만 물집처럼 생긴 수포들이 몇 개씩 생기면서 가렵거나 아프고 가벼운 감기처럼 열이 나다가 점차 퍼지고 고열에 통증까지 심해지죠. 두 가지 질환 모두 요즘엔 20~30대 젊은 사람들에게도 많이 발병하는데요. 잘못된 식습관과 불규칙한 수면습관, 스트레스, 과로 등 본인 스스로 만든 병이라고도 볼 수 있습니다.

한의사의 길을
걸어가게 되면서…

아버지는 장이 안 좋으셔서 평생을 찬 음식과 기름진 음식을 멀리하시고 술 1잔만 드시면 어김없이 다음 날 하루 종일 아랫목에 배를 깔고 누워 계셔야 했고 어머니는 앞서 말했듯이 비염·축농증으로 오랜 기간 고생을 하셨고 기관지가 약하셨다. 이러한 부모님의 체질을 그대로 물려받은 나는 선천적으로 기가 허약하고 위장기능·호흡기능이 다 약해서 어렸을 때부터 늘 장염, 만성 소화 불량에다 감기를 달고 살았었다.

위장이 튼튼해야 음식을 소화하고 흡수시켜 몸이 제대로 영양분을 공급해 키도 크고 살도 붙을 텐데 나는 그러지를 못해서 키가 작아서 언제나 우리 반에서 앞자리를 차지했고 몸무게도 미달이었다. 몸이 허약해서 동네에서 아이들과 저녁 늦게까지 놀고 난 다음 날은 무조건 학교에 못 갔다. 그래서 어렸을 때는 개근상을 받아 보는 게 소원이었을 정도다.

사춘기 때는 생리통도 심해 생리 터지는 날이 시험 기간과 겹치면 망치는 일도 자주 있었다. 한의사가 돼서 돌이켜 생각해보니, 환자와의 공감능력이 뛰어나단 소리를 듣는 것도 내가 워낙 자주 아파봤기 때문에 환자가 아픈 얘기를 하면 너무도 증세를 잘 파악하고 이해를 해주기 때문이라고 생각한다. 이렇게 보면 몸이 병약했던 것이 꼭 손해 보는 일만도 아니고 오히려 한의사로서 이런 점이 환자와 소통하는 데 더 도움이 된 거라 생각한다.

우리나라 말은 참 다양하고 재밌다. 똑같은 두통 환자라도 '머리가 지끈지끈하다', '머리가 무겁게 짓누르는 것 같다', '찌릿찌릿 전기가 통하는 것 같다', '한쪽이 빠개질 듯이 아프다', '뒷골이 잡아당기는 듯이 아프다' 등등 정말 다양하게 표현한다.

하지만 의사가 그 말에 숨은 뜻을 빨리 알아들어야 두통이 기허 氣虛 때문인지 혈허 血虛 때문인지, 열증 熱證 인지, 한증 汗證 인지, 기체증 氣滯證 인지를 근본적인 원인 파악을 할 수 있고 치료도 효과적으로 빠르게 할 수 있다.

그런 면에서, 많이 아파본 자가 좀 더 좋은 의사가 될 수 있지 않을까 생각해본다. 환자와 같이 공감해주고 경청해주고 빨리 이해해서 원인을 파악하고 치료를 빨리해주면 금상첨화다.

콧물빼기 달인과 함께 비염 탈출하기!

물론 지금은 감기도 잘 안 걸린다. 나의 허약한 몸을 진찰診察하시고 정확한 처방으로 치료해주신 지금은 고인이 되신 아버지께 다시 한번 감사드립니다. 아버지께서 환자를 치료하는 모습을 보면서 한의사가 되겠다는 꿈을 꾸었는데 나를 위해 아낌없이 도와주신 부모님께 다시 한 번 감사드립니다.

내가 죽는 날까지 아버지, 어머니는 내게 큰 스승이십니다.

"비염이 생기는 원인으로는 크게
유전적 요인, 환경적 요인 그리고 체질적 요인 등
3가지가 있습니다."

PART

2

—

**비염의 원인
및 치료**

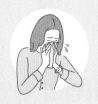

코 점막의 생리 · 병리와
구조 및 면역기능

코 점막의 생리·병리

결합조직 Connective Tissue 은 콜라겐으로 이루어져 있으며 망가지면 탄력성이 떨어지고 흉터가 잘 생깁니다. 그래서 알레르기 비염 코 내시경 상 물결무늬가 생기며 망가진 조직세포가 재생되는데 3~6개월, 성인의 경우 6개월~2년이 걸린다. 또한 축농증 수술 후 결합조직이 절개돼 세포가 손상되면 성인의 경우 50%는 18개월이 지나야 회복됩니다.

코 점막의 구조

코에서 90% 이상 먼지를 제거해주며 공기 12,000L 가 유입되면 코 안 혈관을 확장시켜 발열반응을 일으켜 온도를 유지시켜 줍니다. 또한 코 안 상피세포 내 뮤신에서 하루에 2L 정도의 콧물을 만들어 습도를 유지시켜줌과 동시에 먼지나 미생물, 박테리아 등을 청소해 줍니다.

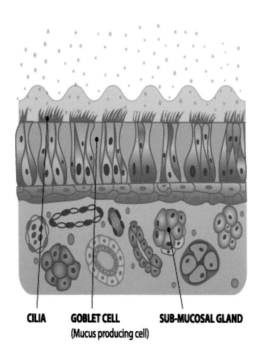

CILIA   **GOBLET CELL**   **SUB-MUCOSAL GLAND**
(Mucus producing cell)

비염이
생기는 원인

유전적 요인

부모 중 1명이라도 알레르기 질환이 있을 경우 자녀가 걸릴 확률이 40% 이상입니다.

환경적 요인

오염된 공기 황사, 미세먼지, 새집증후군, 스트레스, 과로, 술, 담배, 화학제품 향, 잘못된 식습관 등 면역력 감소로 인한 신체 과민반응으로 발생합니다.

체질적 요인

폐에 열이 많거나 폐·기관지가 약하게 타고난 체질은 면역력이 약하여 어릴 때부터 잦은 감기, 비염, 축농증 질환이 잘 생깁니다.

목욕탕원리

급격한 온도차이로 습담이 형성되며 코 점막 부종, 하비도가 막히고 비강내·부비동 안에 담음을 축적합니다. 여기서 담음이란 콧물이 누런색농으로 변하고 점차 초록색농으로 정도가 심해지며 점도가 끈적하고 딱딱한 농이 부비동에 고이는 것을 말합니다.

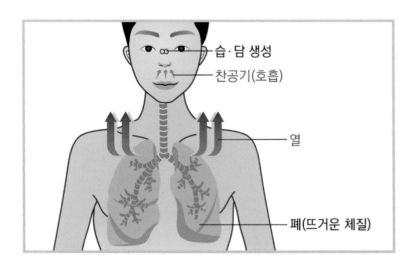

콧물빼기 달인과 함께 비염 탈출하기!

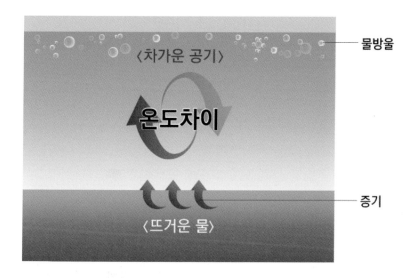

- 비중격만곡으로 좌우 코 안 온도 차이

- 폐의 열 多(체내) ↔ 외부에서 유입되는 차가운 공기(체외)

비염 증상에
따른 종류

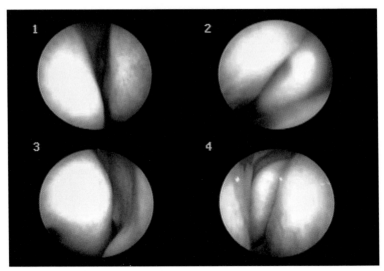

정상 코 내시경 상태

콧물빼기 달인과 함께 비염 탈출하기!

알레르기 비염

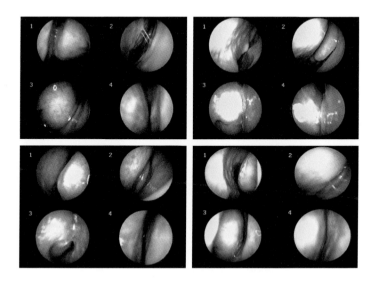

정상인에 비해 코 점막이 예민해 특이 항원이나 자극에 과민 반응을 보이는 비염을 알레르기 비염이라고 합니다.

수양성 콧물, 코막힘, 재채기, 눈·코 가려움 중 1~2개만 오래 지속되어도 알레르기 비염을 의심하며 내시경 상으로 물방울 같은 하얀 점이 보이거나 물이 흐르는 듯 젖어 있다. 또한 점막이 창백 실제로 는 분홍색, 붉은색을 띠는 경우도 많음 하거나 하비갑개가 부종, 울퉁불퉁한 점막 등 매우 다양합니다.

알레르기 비염의 원인은 유전이나 가족력, 호흡기의 중심인 폐기관지의 허약함이나 열증, 어린이들 면역기능의 미숙함 등 여러 유전적, 환경적, 체질적 요인이 복합적으로 작용해 발생합니다.

수양성 비루, 재채기, 코막힘 및 가려움증, 알레르기 결막염 중 2가지 이상이 지속된다면 알레르기 비염으로 보고 증상과 더불어 계절변화와의 연관성 및 증상 유발요인에 대한 문진이 필요하다. 또한 원인 항원을 추정하고 환경을 관리할 수 있도록 해야 합니다.

대부분 알레르기 비염은 소아기, 청소년기에 시작하며 성인에서는 외형 변화가 잘 나타나지 않지만 소아의 경우 코막힘으로 인해 구강호흡이 나타날 수 있습니다. 구호흡이 지속되면 주걱턱, 치아부정교합, 멍하게 입을 벌리고 있는 아데노이드 얼굴로 변형될 수 있으며 잘 때 숨소리가 시끄럽고 코골이가 나타날 수 있습니다. 또한 야간에 숙면을 취하지 못해 주간 피로감, 허약감 등과 함께 학습능력이 저하될 수 있다. 부비동의 점막이 붓게 되고 그 주변부의 혈관들이 압박을 받게 되면 눈꺼풀 주변에 혈액순환이 원활하지 못하게 되고 눈 밑 피부가 보라색으로 착색되는 다크써클 allergic shiner 이 나타납니다. 그리고 코 가려움증으로 코를 밀어 올리고 allergic salute , 콧잔등의 주름 nasal crease , 코를 킁킁거리고 훌쩍거림, 후비루로 목 가다듬기 throat clearing , 반복적인 헛기침이 나며 알레르기 결막염이 동반되면 결막종창, 충혈이 나타납니다. 알레르겐 노출 시기에 따라 계절성

콧물빼기 달인과 함께 비염 탈출하기!

과 통년성으로 분류되는데 특정 계절에 갑작스럽게 증상이 발현하면 계절성 알레르기 비염 화분증, 고초열 , 계절과 상관없이 연중 지속되는 비염은 통년성 알레르기 비염 집먼지 진드기, 바퀴벌레, 곰팡이, 애완동물이 주요 항원 으로 분류합니다.

동반질환이나 합병증으로는 중이염, 알레르기 결막염, 천식, 아토피 피부염, 부비동염 축농증 이 있습니다.

비염이 오래되고 상악동의 부비동염으로 진행된 경우 목이나 귀로 염증 부산물이 넘어가 후비루, 중이염 증상을 동반할 수 있습니다. 비염은 재발성 삼출성 중이염의 한 원인으로 여겨지고 있으므로 진찰 시 중이에 대한 평가를 포함해야 합니다.

이통이나 발열과 같은 급성 감염의 증상은 보이지 않으나 청력이 감소되어 행동장애, 어지러움, 이통, 이명, 고막 함몰 등의 증상이 나타나며 어린아이의 청력 소실의 가장 흔한 원인이기도 합니다. 감기에 걸린 후 목에 있는 세균이 이관을 통해 귓속으로 들어간 급성 중이염의 경우 초기에 항생제를 투여하면 균을 죽일 수는 있으나 삼출성 중이염의 경우는 감염에 의한 것이 아니기 때문에 비염치료를 통해 코를 중심으로 호흡기를 건강하게 만들고, 삼출액을 이관을 통해 코로 배출해야만 합니다.

비염이 치료되고 코가 건강해지면 신선한 공기를 흡입하고, 이로 인해 귀의 음압을 없앨 수 있습니다. 또한 귀는 강력한 자연 면역기능을 갖고 있기 때문에 인체의 전반적인 면역력을 키워 스스로 치유할 수 있는 능력을 키우는 것만이 삼출성 중이염의 치료방법입니다.

사골동의 염증이 있는 경우 염증이 눈으로 넘어가 알레르기성 결막염을 동반할 수 있습니다. 알레르기성 결막염이 동반되면 결막종창, 충혈, 가려움, 눈물, 끈적이는 눈곱 등이 관찰되는데 이러한 눈증상은 특히 비알레르기성 비염과 구별되는 알레르기성 비염의 특이적 증상이기도 합니다.

알레르기성 비염과 천식은 하나의 병리학적 과정이 표적기관을 달리하여 표현되는 '하나의 만성 기도 염증성 질환'으로, 흔히 같이 동반되며 유전적인 성향을 공유합니다. 천식 환자의 70~80%가 알레르기성 비염 유병률을 보이며 알레르기성 비염 환자의 10~40%에서 천식 유병률을 보입니다. 천식과 비염이 같이 있는 성인 대부분에서 비염이 먼저 발생하므로 알레르기성 비염은 천식 발병의 위험요인으로 간주되나, 알레르기성 비염이 천식의 발병요인인지 또는 천식이 발병할 소인이 있는 개인에서 비염 증상이 더욱 일찍 발병하는지는 명확하게 밝혀진 바가 없습니다. 알레르기성 비염 또는 천식으로 진단한 환자는 두 질환이 동반되어 있는지를 확인해야 하며, 그럴 경우 두 질환을 동시에 치료할 수 있는 치료전략을 세워야 합니다. 만일 동반되어 있지 않다면 향후 발병 위험성을 염두에 두어야 합니다.

비염이 있는 경우 대부분 부비동에 염증을 동반하므로 부비동염 진단 시 비염을 고려해야 합니다. 또한 거의 모든 부비동의 염증성 질환이 동시에 비강을 침범하기 때문에 최근에는 비부비동염이라는 용어를 사용합니다.

알레르기성 비염이 있는 경우

비강 부종 ▶ 부비동 자연공 폐쇄 ▶ 비강과 부비동 간의 기체교환 장애 ▶ 산소분압이 떨어져 섬모운동 저하

부비동염 치료의 핵심은 ①부비동 내 염증성 분비물의 배액, 환기 =배농치료 와 더불어 질환의 ②선행요인의 교정, 치료 근본원인제거 치료=한약+침 입니다. 보조적 치료로는 ③건조한 점막을 가습시키고, 점액의 점성을 낮춰 배액시키며, 가피 형성을 억제하고 점막 충혈을 완화하는 생리식염수 비강세척을 할 수 있습니다.

혈관 운동성 비염(콧물 비염)

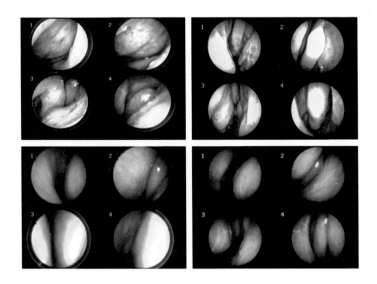

　특이 항원은 아니지만 강한 연기 담배, 향수 등, 온도/습도 변화, 맵고 짠 음식, 술, 감정 변화 등 비특이적 자극에 대한 과민반응을 보이는 비염을 혈관 운동성 비염이라고 합니다.

　혈관 운동성 비염의 증상으로는 식사, 운동 시 수양성 비루, 코막힘 등이 있으며 내시경 상 점막이 창백하고 부종이 있으며 맑은 콧물이 고여 있습니다.

　콧물빼기 달인과 함께 비염 탈출하기!

혈관 운동성 비염의 원인은 불명이나 면역력 저하로 인한 과민반응, 몸이 냉한 체질 소음인 에게 많이 나타난다. 치료가 잘 안되는 만성경과의 비염이기 때문에 근본적인 치료가 필요합니다.

비후성 비염

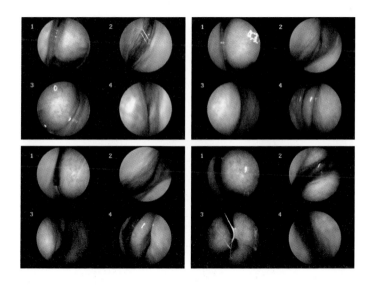

점막이 부어서 코막힘을 주 증상으로 하는 비염을 비후성 비염이라 합니다.

비후성 비염의 증상으로는 코막힘 특히 밤에 심함, 코막힘으로 인한 두통, 후각 장애, 비음, 후비루 등이 있으며 내시경 상 하비갑개의 부종 심한 경우 비저부, 중격, 하비갑개 붙음이 있습니다. 치료하지 않을 경우 비가역적으로 유착됩니다.

비후성 비염의 원인은 만성비염, 축농증 등을 오랜 기간 치료하지 않고 방치하거나 점막 수축제 장기간 사용 시의 부작용으로 생길 수 있습니다.

축농증(부비동염)

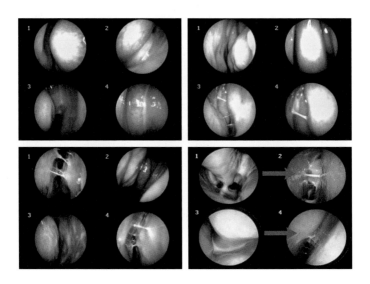

콧물빼기 달인과 함께 비염 탈출하기!

부비동염 축농증 이란 자연공이 막혀서 부비동이 제대로 환기 및 배설되지 않아 2차적으로 부비동에 염증이 발생하고, 농성 분비물이 고이면서 염증이 심해지는 상태를 부비동염이라고 합니다.

축농증의 증상으로는 누런코, 두통, 후비루, 코막힘, 악취, 압통 급성일 경우 부비동 부위별로 통증, 만성인 경우 통증은 줄어들고 점액성 콧물, 코막힘 위주 등이 있습니다.

급성 부비동염은 주로 감기 후유증으로 나타나며 상기도감염 증상인 비폐색, 화농성/점액성 비루, 발열, 권태감, 침범된 부위의 동통과 압통 급성 상악동염에서는 협부통/상악치열 동통, 급성 전두동염에서는 오전에 심한 이마주위 동통, 급성 사골동염에서는 비근부/안와 깊숙한 통증 이 나타납니다. 만성 부비동염은 비폐색감, 점액농성비루, 후비루, 안면통, 두통, 후각장애, 기침 급성 부비동염에 비해 안면통, 두통은 드뭄 / 증상이 매우 다양하고 특히 두통 통증양상, 부위는 특징이 없음 이 나타납니다.

축농증은 내시경 상 비강 내 충혈, 점막 비후, 누런 코가 중비갑개 쪽에 보인다. 오래된 경우에는 끈적한 콧물이 거미줄처럼 있는 경우 많습니다.

원인은 반복적인 감기, 오래된 알레르기비염/물혹 등으로 염증이 지속되어 비강-부비동 연결통로가 막혀 환기, 점액 배출이 이루어지지 않아 부비동 속에 농이 고이고 곰팡이가 생겨 염증이 됩니다. 어린이 축농증의 경우 중이염으로 번질 우려가 크고 코막힘으로 인한 구호흡, 후각장애는 수면, 식욕에 큰 영향을 주어 성장장애, 학습능력 저하, 주간 피곤함을 유발합니다.

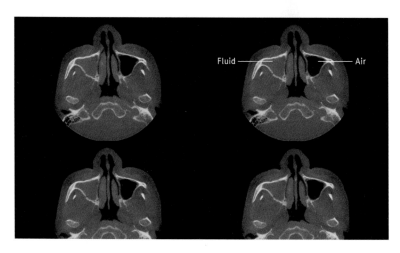

축농증(부비동염) CT사진

콧물빼기 달인과 함께 비염 탈출하기!

물혹, 콧살 : 비용종(polyp), 코버섯, 비식육, 비치

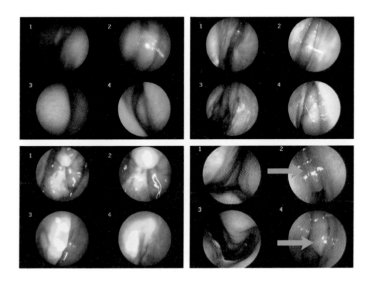

　물혹의 증상은 두통, 코막힘, 코골이_{수면장애}, 후각 장애, 코맹맹이 소리, 후비루 등입니다. 축농증으로 인해 생길 수 있고 물혹으로 인해 축농증이 생길 수도 있습니다. 만성 비염을 동반한 경우가 많으며 생활습관이나 체질적인 습열 상태로 발생할 수 있다. 위치에 따라 수술 여부가 갈립니다.

위축성 비염(냄새 비염)

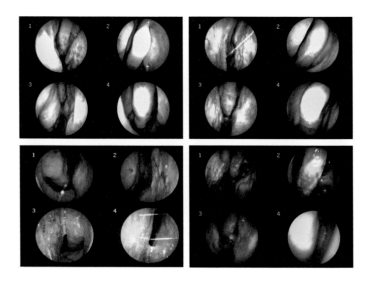

위축성 비염의 증상은 콧속 건조함, 가피 피딱지 , 코막힘, 냄새가 나거나 냄새를 못 맡음, 찬 공기 노출 시 통증, 가려움, 코피 등입니다. 내시경 상 코 내부는 뚫려 있고 콧속이 건조, 피딱지, 코딱지 등 분비물이 말라붙어 있으며 점막색깔이 암적색, 갈색이고 주름이 쭈글쭈글합니다. 위축성 비염은 원인 불명이나 비염 수술 비갑개 절제 등 시 부작용, 알레르기 비염의 만성화, 노인/폐경기 여성 폐열, 폐음허 등으로 인한 비강 내 분비기능이 떨어진 상태, 섬모운동 정지, 상피 파괴 등에 의해 발생할 수 있습니다.

콧물빼기 달인과 함께 비염 탈출하기!

비경 검사(코 내시경 기계로 시연)

① 코 내시경을 볼 때 머리를 들게 합니다.
② 사진을 찍을 때 김이 서려 잘 보이지 않는 것을 방지하기 위하여 입을 열고 입으로 숨을 쉬도록 해야 합니다.
③ 왼쪽부터 시작하여 하비도, 중비도 영상을 4컷 찍습니다.

코 내시경 검사를 할 때 봐야 할 것

• 비도의 폐색, 개방 유무
• 비점막의 색택(色澤), 비수(肥瘦), 조습(燥濕)
• 수양성, 점액송, 농성 비루
• 비치(鼻痔), 악성종양 등 신생물 유무 등

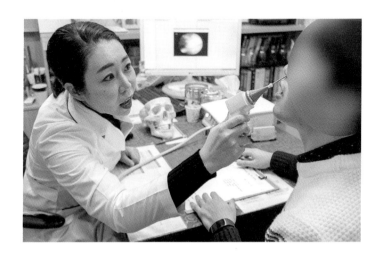

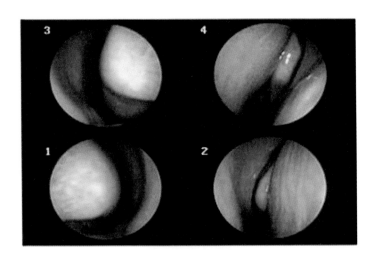

　정상적인 하비갑개는 선홍색을 띠며 평활하고, 중비갑개는 하비갑개에 비해 연한 색깔을 띱니다. 하비갑개는 불규칙한 요철을 나타내어 비후, 증식되는 경우가 많습니다.

　비강 점막에 울혈이 있는 경우 암적색을 띱니다. 부비동은 대부분 중비도에 개구하므로 부비동의 염증은 중비갑개 바깥쪽에 변화를 일으킵니다. 급성으로 염증이 있을 때는 점막 부종과 함께 충혈되어 보입니다. 만성일 때는 증식, 부종이 나타납니다. 알레르기성 비염에서는 창백 또는 회홍색의 종창과 장액성 분비물이 특징이지만 실제로 임상에서는 빨갛게 충혈된 경우도 확인할 수 있습니다. 만성 비후성 비염은 주로 만성 비염을 적절히 치료하지 못하여 비강 내의 점막이 증식하고, 비갑개가 비가역적으로 비후되는 것을 이야기합니다. 이런 경우 거대한 하비갑개가 보이고 환자의 자각증상으로는 비폐색과 비루 분비과다가 생기게 됩니다. 위축성 비염의 경우 점막 및 하비갑개의 골조직이 위축되어있고 비강의 기도는 넓으나 비폐색을 호소하는 경우입니다.

- **점막 白** ▶ 속이 냉한 사람(이것을 근본적으로 치료해야 가래도 사라진다)
- **점막 赤**, 증상은 冷(손발 시리고, 속이 차서 소화가 잘 안되고, 생리통 등)
  ▶ 원래 속이 냉한 사람이 코 안에 염증 때문에 그런 것

비염에서 오는
합병증

중이염

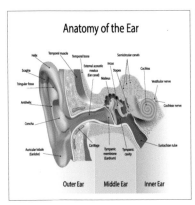
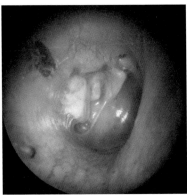

이관발달이 미숙한 소아는 염증이 중이로 퍼져 들어가 중이염으로 발전할 수 있습니다.

콧물빼기 달인과 함께 비염 탈출하기!

부비동염(축농증)

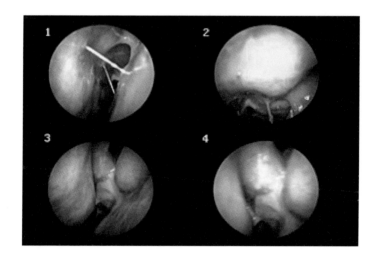

오랜 감기나 비염으로 코 점막에 반복적으로 부종이 생기게 되면 점막이 부어 농을 배출하지 못하고 부비동 안에 쌓이고 지속적인 부비동 내 염증을 발생시켜 축농증으로 악화될 수 있습니다.

천식·폐렴

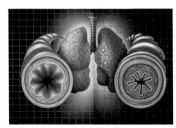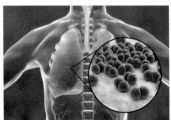

　비염을 방치하게 되면 면역력이 떨어지고 후비루로 인한 지속적인 감염으로 폐렴까지 진행될 수 있고 지속적인 호흡기 만성 염증으로 기도가 좁아지는 천식의 발생률이 증가하게 됩니다.

　이미 역학조사에서, 천식을 가지고 있는 사람의 80~90%는 비염을 가지고 있는 것으로 알려져 있습니다. 또한 비염을 가지고 있는 사람은 정상인보다 많은 15% 정도에서 천식을 가지고 있는 것으로 알려져 있습니다.

　코는 이물질을 필터링하는 역할을 하게 되는데 비염으로 이러한 역할을 못하면 알레르겐은 직접적으로 기관지를 자극할 수 있습니다. 또한 부비동염도 하부기관지 염증 반응인 천식과 연결되어 있습니다.

　콧물빼기 달인과 함께 비염 탈출하기!

부비동염으로 고생하는 사람의 50%는 천식이 있으며 부비동염을 치료하게 되면 천식 증상이 호전된다는 보고가 있습니다. 또한 천식이 심한 정도와 부비동염의 심한 정도가 상관관계가 있다는 보고가 있습니다. 이렇게 코와 부비동과 하부기관지 염증반응인 천식이 서로 연계되어 있습니다.

학습장애

비염 증상인 코막힘으로 인해 뇌에 원활한 산소공급이 이루어지지 않으면 뇌에서 발생하는 열을 효과적으로 식혀주지 못하며 이는 뇌 기능에 악영향을 끼쳐 집중력 저하, 두통, 만성피로, 기억력 감퇴, 주의산만 등의 증상이 나타날 수 있고 이로 인해 학업 및 일상생활에 악영향을 끼칠 수 있습니다.

성장장애

성장기 어린이나 청소년의 경우 코막힘으로 인해 숙면을 취하지 못할 경우 성장호르몬이 정상적으로 분비되지 못해 성장발달이 저하될 수 있습니다.

얼굴형 변형

코 점막이 부어 코로 숨쉬기 불편하게 되면 우리는 입으로 호흡하게 됩니다. 만약 항상 입을 벌려 호흡하게 되면 어금니들은 그 상황에 맞게 교합하려는 성질 때문에 두개골의 형태 변형을 일으키고 얼굴이 길어지고 잇몸이 많이 노출되는 아데노이드 얼굴형으로 변화할 수 있습니다.

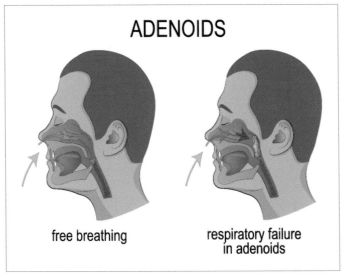

아데노이드 얼굴형

콧물빼기 달인과 함께 비염 탈출하기!

공황장애

코막힘·후비루 등의 증상이 지속되면 환자들이 가슴 답답함과 불안증을 쉽게 느끼게 되며 스트레스 관리에 취약해지는 양상을 보입니다. 호흡곤란 등의 가슴 두근거림, 두통 상황을 자주 보이게 되어 공황장애와 유사한 증상을 보입니다.

코골이

비염으로 인해 비강이 좁아지면 숨을 쉴 때 코고는 소리가 나고 목젖이 늘어지거나 혀가 붓게 된 경우 코 뒤쪽과 입안 뒤쪽의 공기가 흐르는 통로가 좁아져 공기가 흐르는 속도가 빨라지면서 주변 조직에 진동을 일으키면서 코골이가 심해지게 됩니다. 또한, 코골이 증상이 심해질 경우 수면무호흡을 동반하기도 합니다.

탈모

코막힘이 심해지면 뇌에서 발생하는 열을 냉각시키는 기능이 떨어져서 두피에 온도가 쉽게 올라가게 됩니다. 이는 모근에 치명적인 상처를 주게 되어 머리가 얇아지고 쉽게 머리가 빠지는 증상을 보이게 됩니다.

악취

코막힘이 심하거나 이로 인해 부비동염이 발생하게 되면 비강의 고온다습한 환경과 영양물질이 풍부한 콧물로 인해 각종 세균 및 곰팡이균이 자랄 수 있는 최적의 환경이 조성되어 부패균에 의한 악취가 심하게 나기도 합니다.

거북목 증후군과
비염과의 상관관계

거북목 증후군이란?

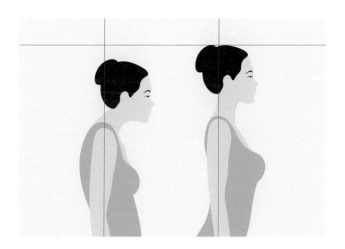

    거북목 증후군은 일자목이라고도 불리며 우리가 똑바로 선 자세에서 옆으로 봤을 때 C자 형태로 곡선을 이뤄야 할 목뼈가 일자 형

태 또는 역 C자형으로 변형된 것을 말합니다. 거북목 증후군의 가장 큰 원인은 바로 잘못된 자세이며 컴퓨터와 스마트폰을 장시간 사용할 경우 머리가 점점 앞으로 나와 목뼈에 가해지는 무게 양이 많아져 목과 어깨 근육이 긴장하여 거북목 증후군이 나타나게 됩니다. 거북목 증후군의 주요 증상으로는 뒷목 통증, 어깨 통증, 어깨 결림, 두통, 만성피로, 집중력 저하 등이 있으며 거북목이 오래 지속될 경우 목 디스크, 턱관절 장애, 팔 저림 등의 합병증이 나타날 수 있습니다.

비염에 미치는 영향

거북목 증후군이 발생하면 목에서 두경부로 올라가는 혈관을 압박하여 안면 부위에 혈액순환이 잘 이루어지지 않게 됩니다. 이는 코에도 영향을 미쳐 코 점막 안에 분포되어있는 혈관에 혈액공급이 원활하지 못하게 되어 코 점막의 부종과 건조증 등이 생기게 됩니다.

콧물빼기 달인과 함께 비염 탈출하기!

비염 치료에 탁월한
배농치료법이란?

배농치료란

　배농치료란 비염으로 인해 콧속과 부비동에 고인 염증부산물인 코와 농을 코 밖으로 배출시켜 주는 치료법으로 단순히 콧물만 밖으로 배출시키는 것이 아니라 치료제인 약물 속에 비염 증상을 완화해주고 코와 호흡기 전반에 해당하는 건강을 지켜주고 면역력을 강화해주는 한약재가 들어가 염증을 근본적으로 치료해주는 방법입니다. 염증을 완화해주기 때문에 콧속 점막의 부종이 빠져 코막힘이 해소되어 두통이나 어지럼증도 줄게 되고 염증을 밖으로 발산시켜주는 과정 중에 비강 내와 부비동 안에 고여 있던 노폐물이 코 밖으로 자연스레 흘러나와 주기 때문에 콧속이 늘 무언가로 차 있는 느낌이나 후비루 목 뒤로 농이 넘어가는 증상 가 줄어들게 되는 것입니다.

　배농치료는 동의보감의 '신이고' 처방을 기본으로 비염에 좋은 여러 가지 한약재를 추가하여 달인 배농치료제를 약솜에 묻혀 코에 꽂아 코안 점막에 흡수시킨 후 점막의 염증, 부종 치료 및 비강 내와 부비동 안에 고여 있는 염증부산물을 밖으로 배출시키는 치료로 만성적으로 코가 차 있어서 답답한 것, 안면통, 두통, 피로감을 없애줄 뿐만 아니라 코청수가 코안 점막을 따라 흡수되면서 점막이 붓는 증상, 염증, 코막힘, 후비루, 기타 알레르기 증상을 완화시켜줍니다.

배농치료 방법

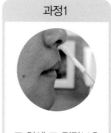

과정1

코 안에 코 점막보호 크림을 도포.

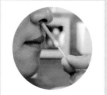

과정2

면봉(코봉이)에 '비염약(코청수)'을 묻혀 코 안으로 넣어줌.

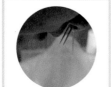

과정3

코 안의 가득 차 있던 염증부산물을 밖으로 배출.

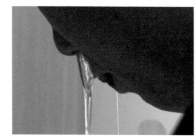

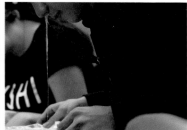

콧물빼기 달인과 함께 비염 탈출하기!

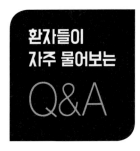

환자들이
자주 물어보는
Q&A

Q1 배농 치료 후 콧물이 더 나와요.

▶▶ 치료 후 몇 시간/하루 동안은 콧물이 더 나올 수 있습니다. 부비동 안에 고여 있는 농을 치료약물이 밖으로 배출시켜주는 과정으로 정상적인 약 반응입니다. 모든 비염환자의 초기 치료 시 특징이므로 정상 반응으로 보고 처음에는 횟수를 줄여 사용하다가 호전 시에는 늘려서 치료제를 사용하게 합니다.

Q2 코가 더 막히는 느낌이 들어요.

▶▶ 염증으로 인해 점막이 예민해져 있는 분들은 배농치료 한 날에 치료과정 중, 점막이 더 붓고, 배농이 되는 과정에서 콧물이 계속 나와 코가 막히는 느낌이 드실 수 있습니다. 만성 비대성 비염, 알레르기 비염 환자로 점막치료가 선행되어야 하며 배농치료 시 한쪽씩 번갈아 치료해야 합니다.

Q3 저는 왜 콧물이 많이 안 나오죠?

▶▶ ① 코 속에 농이 많이 차 있지 않은 알레르기성 비염, 위축성 비염, 혈관운동성 비염의 겨우 많은 콧물이 나오지 않습니다. 하지만 이런 종류의 비염 환자분들도 한방소염제인 코청수로 예민하고 부어있는 코 속 점막을 튼튼하게 할 필요가 있으므로 배농치료가 꼭 필요합니다.
② 점막이 과도하게 부어있는 분들의 경우 콧물이 나올 통로가 막혀 콧물이 나오지 않을 수 있습니다. 점막의 염증이 줄고 부어있던 점막이 가라앉으면 콧물이 나오게 됩니다.
③ 항생제, 항히스타민제, 스테로이드제를 장기간 복용하거나 수술한 과거력이 있는 분들의 경우, 점막이 이미 건조해져 있는 분들로 장기간의 치료가 필요합니다.

Q4 코피가 나와요

▶▶ 코피가 나는 것은 그만큼 염증이 많이 심해 부종으로 인해 혈관이 노출되어 있거나, 점막이 많이 건조하고 예민한 코입니다. 점막 크림을 집에서 수시로 발라 보다 빨리 염증을 가라앉히고, 코 속을 촉촉하게 유지해야 합니다. 그래야 계속 배농치료를 받을 수 있습니다.

Q5 치료 기간은 얼마나 되나요?

▶▶ 평균 주 2회 꾸준한 배농치료와 내복약 복용을 병행하실 경우 치료 기간은 3~4개월 정도입니다. 그 이후에는 환절기나 감기에 걸리셨을 때 단기간 치료만 해주셔도 호전된 상태를 꾸준히 유지하실 수 있습니다.

대체적으로 밥을 잘 먹는 튼튼한 어린이는 치료경과가 좋은 편입니다. 비염이 오래되었을수록 치료 기간도 길어지며, 특히 수술한 과거력이 있거나 양방치료(약 포함)를 해온 경우 예후가 좋지 않습니다. 또한 후비루/가래 등 기관지 증상을 동반한 비염이나 가장 어려운 냄새 못 맡는 비염인 위축성 비염은 오래 걸립니다.

Q6 치료를 위해 생활관리는 어떻게 하는 것이 좋을까요?

▶▶ 치료 기간 동안 가능한 찬 음식과 날 음식, 찬바람을 피하시고 몸을 따뜻하게 유지해주세요.

Q7 저는 재채기가 안 나오는데 재채기 나오는 것이 좋은 건가요?

▶▶ 재채기가 나와야 좋은 것은 아닙니다. 비염의 종류는 여러 가지가 있습니다. 재채기가 나오는 비염은 알레르기 비염인데 환자분의 경우 알레르기 비염이 아니어서 그럴 수도 있고, 알레르기 비염이지만 알레르기 반응이 심하지 않아서 그럴 수 있습니다. 다만, 부비동염으로 점막이 염증 상태에서는 알레르기 비염 증상이 가피 등으로 가려져 있어서 항원이나 항체 반응이 나오지 않고 있다가 본연의 증상이 드러나는 경우가 많습니다. 이때는 약 처방 및 배농치료제를 알레르기 위주로 변경해서 치료해야 합니다.

Q8 한동안 좋았다가 다시 악화되었어요.

▶▶ 최근 감기에 걸렸는지, 찬 공기에 노출된 경험이 있는지(추운 사무실 근무, 학교, 도서관 등), 스트레스받거나 과로했는지 여쭈어봅니다. 아직 완치되지 않은, 치료하는 과정에서 병이 호전과 악화를 하는 것은 당연한 것이며, 특히나 비염은 면역질환이므로 면역력이 떨어지면 악화됩니다. 또 지금은 환절기라 아침저녁으로 일교차도 심하므로 비염이 실제로 악화, 재발할 수밖에 없는 시기입니다. 이럴 때일수록 생활관리에 조금 더 신경을 쓰도록 하고 치료를 꾸준히 받으셔야 합니다. 감기 걸린 경우 감기약 3일 치를 처방하거나 현재 복용하고 있는 처방이 있으면 당분간 복용량을 늘리도록 합니다.

Q9 약 복용 시 배가 아프거나 발진이 올라와요.

▶▶ 대부분 알레르기가 심한 환자이거나 혹은 항생제 처방을 오랫동안 받고 내원한 환자로 장내 세균총이 독소균으로 구성된 경우가 많으며 약 복용 초기에만 발생하는 경우가 많습니다. 한 달 후 발생하는 경우는 음식을 잘못 먹은 경우가 거의 대부분이며 항생제 장기복용 시, 간이나 신장 해독력도 많이 떨어져 있는 경우가 많으므로 주의해야 합니다. 항생제 처방을 많이 받은 환자는 처음 정장제로 위장기능을 회

복, 강화해주는 처방을 하고 5일 후부터 치료제를 처방합니다. 발진이 올라온 경우에는 간의 해독기능을 돕고 습열증을 다스리는 처방을 한 뒤 발진이 가라앉은 후에 다시 비염약을 복용하도록 해야 합니다.

Q10 이런 식으로 도대체 얼마나 치료해야 나을 수 있나요?

▶▶ 첫 번째, 생·병리학적으로 한 번 점막이 망가져서 변형이 생기면 보통 6개월~2년 정도의 시간이 필요합니다. 따라서 환자에 따라 3~6개월 정도의 치료 기간으로 두고 치료하면 향후 2년 정도 관리치료가 필요합니다. 두 번째, 어린아이의 경우 1년에 6~8회 상기도 감염이 되고 5~13% 정도 부비동염으로 진행합니다. 따라서 관리치료를 병행하는 것이 중요합니다.

관리치료 방법

- 시원해, 크림을 꾸준히 사용합니다. (비강세척+보습유지)
- 감기 시 감염에 효과적인 짧은 약 처방과 배농치료 및 침 치료를 하여 점막에 염증을 초기에 효과적으로 제거합니다.
- 환절기에는 환자의 비강 특성에 따라 필요 시 3주 정도의 치료를 병행합니다. 알레르기 비염 환자의 경우는 유전이 70% 이상이므로 식이조절 및 약 처방을 적절히 하고 정기 검진을 받는 것이 좋습니다.

Q11 비염에 많이 상용되는 3대 처방은 무엇인가요?

▶▶ 소청룡탕

소청룡탕은 콧물, 재채기, 후비루에 사용되는 처방으로 상한(傷寒)의 표증(表證)이 불해(不解)하고 심하(心下)에 수기(水氣)가 있어 건구(乾嘔)하며, 발열하면서 기침을 하되 숨이 차기도 하며, 혹은 입이 마르고 소변이 불리(不利)하여 아랫배가 창만(脹滿)하고 숨이 차서 눕지 못하는 증상을 치료합니다. 표한(表寒)을 겸하는 한담(寒痰)의 해수, 호흡곤란의 대표적인 처방입니다. 소청룡탕에 들어가는 약재로는 마황(麻黃), 백작약(白灼藥), 오미자(五味子), 반하(半夏), 세신(細辛), 건강(乾薑), 계지(桂枝), 감초(甘草) 등이 있습니다.

패독산

패독산은 오한발열, 코막힘에 사용되는 처방으로 상한(傷寒)에 머리가 아프고 열(熱)이 나면서 추위에 떨고 뒷목이 뻣뻣하며 목소리가 중탁(重濁)해지고 기침을 하며 눈이 붉게 충혈되고 입에 창(瘡)이 생기고 다리가 붓거나 피부에 창진(瘡疹)이 생기는 것을 치료합니다. 패독산에 들어가는 약재로는 인삼, 강활(羌活), 독활(獨活), 시호(柴胡), 전호(前胡), 지각(枳殼), 길경(桔梗), 천궁(川芎), 적복령(赤茯苓), 감초, 생강, 박하 등이 있습니다.

여택통기탕

여택통기탕은 눈·코 주변 가려움증, 콧물, 재채기, 알레르기 비염에 사용되는 처방으로 코로 냄새를 맡지 못하는 증을 다스립니다. 이 원인은 폐에 풍열(風熱)이 있기 때문입니다. 여택통기탕에 들어가는 약재로는 황기(黃芪), 창출(蒼朮), 강활(羌活), 독활(獨活), 방풍(防風), 승마(升麻), 갈근(葛根), 자감초(甘草), 마황(麻黃), 천초(川椒), 백지(白芷), 생강, 대조, 총백 등이 있습니다.

Q12 한약을 복용해야 하는 이유는 무엇인가요?

▶▶ 한약은 비염 증상 및 염증을 빠르게 해소하며 폐·기관지와 위장 기능을 건강하게 하여 우리 몸의 균형을 바로 잡아 체질 개선 및 면역력을 증강하는 데 도움을 줍니다. 따라서 한약을 복용할 경우 비염치료의 예후가 더 좋아집니다.

콧물빼기 달인과 함께 비염 탈출하기!

왜 알레르기 질환을
선택했나?

어렸을 때부터 소화기와 기관지가 약한 탓인지 감기에 자주 걸리고 그로 인해 비염·축농증으로 수년간 고생을 해봤기 때문에 알레르기 질환인 비염, 아토피, 천식이 얼마나 일상생활에 불편을 주고 삶의 질을 떨어뜨려 불행하게 느끼게 되는지 너무나 잘 알기 때문이다. 무릇 "많이 아파 본 의사가 환자를 더 잘 고칠 수 있다"는 말도 있듯이 환자의 고통에 공감하며 아픈 증상이 어떤 것인지 잘 알기 때문에 치료 또한 더 빨리 효과적으로 보살필 수 있다.

우리가 어렸을 때는 대부분 시멘트로 지어진 아파트가 아닌 흙, 나무, 벽돌이 주재료인 주택에서 살았고 공기가 지금보다 맑았으며 흙을 만지고 놀고 개울가에서 물고기, 다슬기를 잡고 노는 것이 일상이었다. 그래서인지 자연스레 면역이 생겨 감기에 걸려도 며칠간 열이 나고 콧물이 나오다가 일주일이면 대부분 떨어졌다. 하지만 오늘날 사람들은 서구화된 식습관으로 비만해지고 미세먼지 등으로 공기의 질은 점점 나빠지고 스프레이, 플라스틱, 비닐 등의 사용으로 인체 호르몬 균형이 깨지고 면역체계가 흐트러지면서 비염, 아토피, 천식과 같은 알레르기 질환이 갈수록 증가하는 추세이다.

'계절성 알레르기 비염' 성별 진료인원 추이

구분		2011년	2012년	2013년	2014년	2015년	2016년	연평균 증가율
진료인원	전체	457,032	516,559	521,922	581,906	590,060	601,026	5.6
	남성	208,038	235,173	238,380	266,531	271,531	278,264	6.0
	여성	248,994	281,386	283,542	315,375	318,381	322,762	5.3

출처: 국민건강보험공단

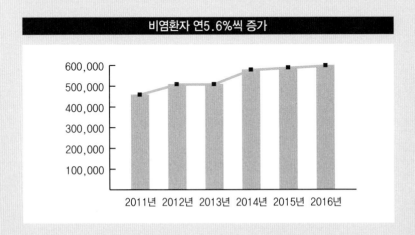

비염환자 연5.6%씩 증가

콧물빼기 달인과 함께 비염 탈출하기!

특히, 비염은 살고 죽는 문제는 아니더라도 코막힘으로 인한 구갈증, 두통, 후비루 등의 증상과 콧물, 재채기로 인한 집중력 저하, 대인관계에서의 불편함 등을 초래해 자신감이 떨어지고 신경이 예민해지면서 행복감을 못 느끼게 되므로 필자는 이런 분들을 위해 조금이나마 도움이 되고자 16년 정도의 임상경험과 노하우를 토대로 비염에 대해 알려드리고자 합니다.

"희미하게 냄새를 맡기 시작하더니 무엇보다

맛있는 걸 제대로 느끼면서 먹을 수 있게 되었습니다.

그럼으로 인해 삶의 질이 나아지고 그동안 고생했던 모든 걸

보상받은 것 같다면서 크게 기뻐하셨습니다. "

PART

3

—

비염 치료 사례

10개월 된 아이가
배농치료까지 하게 된 사연

한 아이 어머니가 아이를 안고 진료실에 앉았다. 보아하니 아기는 아직 돌도 안 되어 보이길래 어머니께서 진료 보시려고 물었더니 "아이들은 언제부터 배농치료 할 수 있나요??" 라고 물어보셨다.

아직 너무 아기인데다가 배농치료는 최소 만 5-6세는 되어야 가능할 텐데요. 그때부터 마구 조르기 시작한다. 한번만 저희 애기를 치료해 주실 수 없겠냐고 난처하다. 오죽했으면 저럴까 싶기도 하지만 아이가 너무 어려서 콧구멍이 작기 때문에 치료제를 묻힌 면봉이 들어가지도 않을뿐더러 애기가 너무 울어서 치료 자체가 불가능하다. 게다가 트라우마가 생길 수도 있다고 말씀드렸지만 아이의 어머니가 하는 말이, 자기 인생 10개월 중에 6개월을 병원에 폐렴으로 입원·퇴원을 계속 반복했고 지금도 현재 진행 중이란다.

담당 주치의 말로는 애기가 호흡기가 원래 약하게 태어나 감기에 걸려 코가 막히고 코 농이 목 뒤로 넘어가 기관지·폐에까지 염증을 일으키는데도 아직 너무 어려서 코를 들지도 속으로 뱉어내지도 못하고 석션하는 것도 위험해서 할 수 없단다.

그러던 와중에 방송에서 코를 빼고 있는 모습을 보고 한번만이라도 시원하게 빼주고 싶어서 오셨다며 진료실에서 안 나가신다. 나도 아이를 키우는 엄마로서 그 간절한 마음이 너무나 공감이 되었기에 "아이가 너무 심하게 울거나 반항하면 치료를 바로 중단할게요"하고 시작된 배농치료! 내가 본 환자 중에 최연소 환자였다.

어머니도 울고 아기도 울고 치료 날은 눈물바다였다. 코를 빼러 온 건지, 눈물을 빼러 온 건지 다행히도 치료 도중 재채기를 통해 샛노랗고, 덩어리진 형태의 농들이 뚝뚝 빠져나오며 치료하러 다닌 지 2달 정도 되었을 무렵, 아이 어머니가 더 이상 항생제 치료는 안 하고 입원도 한 번도 안 했다면서 얘기하는데 아이도 아이지만 혈색이나 표정이 훨씬 밝아진 아이 어머니의 웃는 얼굴이 아직도 잊혀지지 않는다. 환자의 밝은 표정을 볼 때면 한의사로서 보람을 느끼는데 그 순간만큼은 다른 무엇과도 비교할 수 없다. 코는 숨만 쉬는 곳이 아닌 우리 몸의 1차 방어체계이자 면역력 조절 장치이고 나아가 전신의 순환까지 돕는 중요한 기관인 것이다.

냄새를 못 맡는
비염으로 삶의 재미를 잃어버린
50대 부부

30년간 화물트럭에 이 물건 저 물건 싣고 전국 방방곡곡을 안 다닌 데가 없으셨다며 그 덕에 지금은 밥 먹고 살고 자식들도 다 교육시키고, 시집·장가보내셨는데 부부가 둘 다 비염을 달고 사시면서 고생하시다가 지금은 아예 냄새를 못 맡으신다고 내원하신 거다.

냄새를 전혀 못 맡으니 미각도 떨어지고, 살만하니까 남들처럼 여행도 다니고 맛난 것도 먹고 인생을 즐길 나이에 아무런 낙이 없고 재미가 없다고 하소연하신다.

새벽같이 일어나 박스들을 나르고 화물차에 실으랴 매일 찬바람과 먼지에 노출되면서 비염 증상이 심해져 후각까지 잃으신 케이스라 너무 오래된 만성비염이고 갱년기를 거치면서 면역력과 체력까지 바닥이 난 상태라 쉽지 않을 거라고 말씀드렸다.

헛된 희망만 갖게 되고 치료가 되지 않을까 걱정했지만 오히려 두 분은 꼭 치료가 될 것 같다면서 의지를 불태우셨고 결국엔 한 분은 3개월, 한 분은 7개월 만에 희미하게 냄새를 맡기 시작하더니 결국 엔 코 안이 건조해서 코딱지 쌓이는 것도 사라지고 무엇보다 맛있는 걸 제대로 느끼면서 먹을 수 있게 됐다. 그럼으로 인해 삶의 질이 나아지고 그동안 고생했던 모든 걸 보상받은 것 같다면서 크게 기뻐하셨다.

치료 후 2달 정도 됐을까? 꼭 선물이나 보상을 받으려고 치료해 드린 건 아닌데도 바깥으로 한번만 나와 보시라는 전화에 무슨 일인가 싶어 한의원 건물로 나갔더니 큰 화물차에서 음료수 박스들이 끝없이 내려지고 결국 1년 넘게 온 직원 선생님들이 마시고도 남을 음료수들을 내려놓고 가셨다. 어머님 아버님 부디 오래오래 남은 인생 맛난 것도 드시고 여행 다니시면서 즐겁게 건강하게 사세요!

콧물빼기 달인과 함께 비염 탈출하기!

후비루 증상으로
공황장애까지 앓게 된
30대 남자

날씨가 한층 쌀쌀해지며 시린 숨을 내뱉던 겨울이었다. 난방을 크게 틀지 않았는데도 안절부절못한 채 얼굴이 뻘겋게 달아오르고 땀을 뻘뻘 흘리고 있는 30대의 건장한 남자 분이 왔다. 앉자마자 본인은 곰팡이균성 축농증 환자이며 병원에서 이미 2차례나 축농증 수술을 받은 경험이 있으며 더 이상은 항생제로도 증상이 호전되지를 않고 의사가 수술도 적극적으로 권하지 않아서 침이나 맞아볼까 하는 심정으로 동네 한의원에 갔더니 아람한의원을 추천하여 내원하셨단다.

이런 경우는 꽤 부담스럽다. 거의 불치에 가깝고 수술해도 재발이 잘 되는 곰팡이성 축농증에 한의사 선생님의 소개라니! 100% 완치될 거라는 장담도 못하고 다시 재발이 안 된다는 보장도 못하지만 최선을 다해서 성심성의껏 치료해보겠다고 한 뒤 증상을 여쭤봤더니 총체적 난국이란 말이 이럴 때 쓰나 보다.

콧물, 재채기, 눈·코 주변 가려움증은 기본이고 코가 하루 종일 꽉 막혀있어서 오트리빈을 하루 4~5회 이상을 뿌려야 되는데 뿌려도 그때뿐이지 오히려 콧속이 쉽게 말라버려서 더 자주 막히는데다 밤에는 똑바로 눕게 되면 코 농이 목구멍 뒤로 밤새 넘어가 잠을 잘 수가 없다고 하셨다.

불면증이 심해지다 보니 낮에는 극심한 피로감과 신경이 예민해지고 불안증과 우울증이 생기더니 급기야 공황장애를 진단받아 신경정신과 약을 복용한 지가 1년이 넘었다고 하면서 얘기하는 도중에도 얼굴이 점점 달아오르고 식은땀을 뻘뻘 흘리면서 연신 코맹맹이 소리로 혀로 입술을 훑었다.

코로 호흡을 제대로 못 하는 게 얼마나 심각한지 보여주는 지극히 극단적인 예시인 것이다. 처음 일주일간은 침과 배농치료로 코 속의 점막이 부은 것을 가라앉혀주고 머리와 가슴부위에 몰린 열을 내려주어 안정시켜주고 잠을 잘 오게 도와주었다.

그렇게 시간이 지나 한 4주 정도 지났을 때, 수면유도제 없이도 한 번에 6시간씩 잠을 자게 되었고 코맹맹이 소리가 많이 줄었다는 소리를 듣게 되었다. 그 후 3개월 정도 지나자 늘 따라다니던 두통이나 가슴통증과 숨가쁨이 없어지고 누런색의 코 농이 목구멍으로 덜 넘어가고 오히려 콧물이 코 밖으로 더 자주 빠져나와 코를 푸는 횟수가 늘었지만 코 속이 늘 건조하고 막히는 현상이 훨씬 나아졌다고 얘기하셨다.

얼굴 혈색도 벌겋던 게 많이 하얘지고 숨소리도 거칠지가 않았다. 그리고 본인에게는 말은 안 했지만 치료 전 심했던 입냄새도 많이 줄어들었다.

다시 한 번 완치는 기대하기 힘들어도 심했던 여러 증상들이 많이 완화되고 일상생활에 큰 불편함을 겪지 않는 것만으로도 다행이니 앞으로도 꾸준히 치료하고 관리하자고 격려를 해드렸다.

아마 그대로 두었으면 신경안정에 필요한 약에 의존하면서 항상 불안증과 우울증에 시달렸을 텐데 정말 다행이라는 생각이 들었다. 이렇게 배농치료가 필요한 사람들에게 도움이 된다는 것에 뿌듯함을 느끼며 매너리즘에 빠지지 않게 마음을 다잡게 된다.

골수암 아들과
어머니

　하루는 한 아주머니께서 예약도 없이 한의원에 내원해 무턱대고 원장님을 뵙고 싶다며 한의원 로비에 서서 고집을 부린다며 원장실로 연락이 왔습니다. 몇 분이 지났을까? 병원 직원이 다급하게 원장실로 뛰어들어와 이 사실을 재차 통보하기에 이상한 기분이 들어 그분을 모시고 들어와 달라고 했습니다.

　아주머니의 얼굴을 가만히 들여다보니 5년 전 골수암으로 인해 항암치료를 받던 아들이 심한 통증을 호소한다며 한의원에서 몇 달 동안 아드님과 함께 침 치료와 한약 처방을 병행하셨던 분이셨습니다. 세월이 흘러서 기억이 흐릿해져 처음에 바로 못 알아봤던 것입니다. 내용인즉슨, 그분의 아드님이 얼마 전 세상을 떠나면서 원장님께 감사인사도 못 전하고 떠난다면서 대신 어머니께 인사로 마음을 표해달라며 청을 했다는 것이었습니다. 골수암도 암이지만 비염, 축농중이 심해져 코막힘으로 밤새 잠을 못 자 몸의 기운이 더 떨어지고 체력이 약화되었던 것이 치료받고 난 후에 잠도 잘 자고 덜 아프고 덜 고통스러웠다면서 그 당시에는 간암으로 먼저 세상을 뜨신 남편을 대신해 어려운 형편에 일하랴 아들 보살피랴 버거우셨는지 사실 한약 값을 수개월 간 외상으로 복용케 했는데 5년이란 시간이 흐른 이제야 그 감사의 보답을 하러 오셨다는 것입니다.

5년이란 세월이 얼마나 힘드셨는지 아주머니 얼굴과 고왔던 손가락이 말이 아니었습니다. 그 기간 동안 시동생 빚보증을 잘못 서는 바람에 자식을 잃은 처지에 집도 잃고 하루하루 남의 집 일을 해주는 가사도우미로 근근이 사신다고 말씀하시는 것입니다. 당신의 아들이 아파서 먹은 약값이라며 신문지에 현금을 돌돌 말아 내미시는데 가슴 한구석이 먹먹해지는 데다가 차마 받을 수가 없었습니다.

요즘 세상에도 이렇게 진실하고 선한 마음을 지닌 분이 계시는구나 하는 생각과 함께 그동안 나를 힘들게 했던 사람들로 인해 원망과 불평만 늘어놓고 사람들에게 마음을 점점 닫고 살았던 내 자신에게 한없이 부끄러움을 느끼게 되는 순간이었습니다. 그분은 자식도 잃고 재산도 잃고 몸과 마음에 상처만 가득 남은 가련한 분이셨습니다. 한사코 약값을 거절하는 나에게 그러면 본인은 죽어서도 아들 앞에 떳떳할 수 없다시는 분! 결국 절반만 받고 대신에 보약 4재를 지어드리면 꼭 드시겠단 확답을 받고 돌아가셨습니다.

삶에 지친 그분께 부디 건강하시고 조금이라도 행복을 느끼면서 사시기를 바라며 요즘같이 힘들고 각박한 시절 연일 안 좋은 뉴스로 도배되는 나날들 속에서 내게 선물 같은 하루를 선사해주셔서 감사하다고 마음을 전하면서 앞으로도 더 열심히 환자분들을 위로하고 공부하며 치료로 보답하겠다는 마음을 가져봅니다.

감사한 마음의 편지

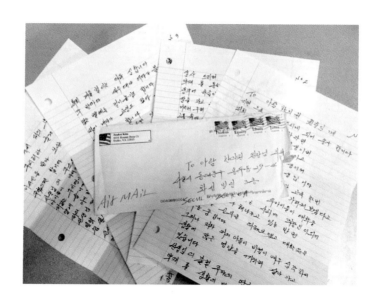

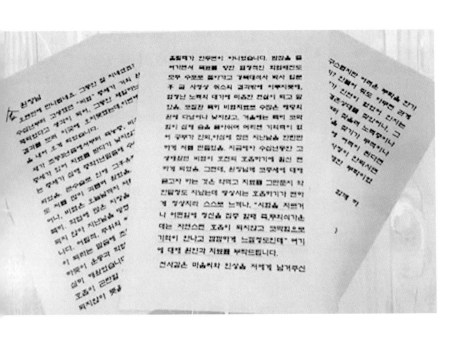

콧물빼기 달인과 함께 비염 탈출하기!

〈 치료후기 〉

- 이   -

안녕하세요? 저는 거의 1년동안 김난희 원장님께 비염치료를 받은 여성환자입니다.
제가 고등학생때부터 비염에 시달렸는데 그냥 방치하다보니 만성비염이 되었습니다.
병원 (이비인후과) 에도 다녀봤지만 약을 먹어도 코막힘도 덜하고, 제게 비염성을
완화시켰습니다. 하지만 비요수술 후에도 다시 재발한다는 주위 사람들 말에 수술지
고민이었습니다. 그래서 본원에서는 한약으로 생각하고, 저의 어머니가 우연히
지하철에 다니면서 광고를 보게되었습니다. 아침한약은 TV 방송출연을 여러 했던
유명한 한의원이었습니다. 그래서 당장 아침라 한의원을 찾았고 강사를 받아서
김난희 원장님 진료를 받았습니다. 제가 비염이 심해 왜 꾸준히 비염치료하고
침맞고 한약을 먹으라는 말을 하셨습니다. 그때 제가 2016년 3월
이었는데 그때부터 쭉 거의 1년가량 침맞고 비염치료하고 한약을 먹고
먹지말라는 음식 피하며 관리하고 한의원에가서도 원장님께 비염 검사받고 침맞고
비염치료하며 꾸준히 다녔습니다. 그 결과 차츰 좋아져 작년 초겨울
코가 안좋을때만 내원하라는 원장님 말이 있었고, 그 후 한두번 정도
내원하였습니다. 환절기나 코가 안좋을때 치료를 받으라 하셨지만
2017년 4월 이후로 쭉 내원하지 않았습니다. 비염이 좋아졌기에었습니다
오늘 2018년 1월 23일 오랜만에 병원에와고 만성비염에 시달려
머리가 아프고 후각을 잃고 살았던 제가 작년에 좋아져서 이렇게
치료후기까지 씁니다. 그동안 항상 신경써주고 서비스도 주시고 친절하셨던
김난희 원장님께 정말 감사드립니다. ~~

비염에 좋은 자가치료제로는

'시원해', '코크림', '프로폴리스 크림' 등이 있습니다.

PART

4

—

비염에 좋은
자가치료제

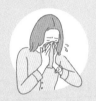

비염에 좋은
자가치료제

시원해

시원해는 비염 증상 특히 코막힘 을 완화시
켜주는 한약재와 죽염·프로폴리스성분
등을 넣은 스프레이 형태의 약물입니다.

대부분의 비염환자들이 치료를 받기
전 집에서 생리식염수를 이용해 코를 세
척하곤 합니다. 하지만 한쪽 코가 막혀있
는 상태에서 세척제가 귀로 들어가면 중
이염 등의 질환이 발생할 수 있습니다. 이
러한 부작용으로 인해 고생하시는 분들

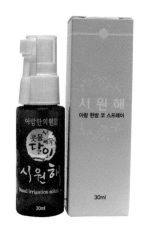

을 위해 시원해라는 비염스프레이를 개발하게 되었습니다. 시원해는
코 점막의 붓기 및 염증을 진정시켜 비염과 축농증의 대표증상인 코

막힘 해소에 효과적이며 살균 및 항균작용을 통해 외부 바이러스로부터 코 점막을 세척해줍니다.

시원해(S) 사용법(비강세척. 알레르기성 염증 제거)

일반적으로 최소 2회 아침과 저녁으로 점막을 충분히 적셔서 코 안을 세척할 정도로 2~3회 분무하여 코를 풀어주도록 하고 오트리빈 대용으로 코 속이 답답할 때마다 수시로 뿌려서 코를 풀어주도록 함. 4~5회 사용하여도 무방합니다. 단, 자주 사용하면 점막의 보습기능이 떨어질 수 있으므로 아침과 저녁으로 꼭 코크림 사용을 권장합니다.

알레르기나 염증으로 점막 변형이 심하면 시원해를 뿌렸을 때 초기 자극을 받아 재채기나 콧물이 많이 나오고 코가 막히는 등 초기 반응이 생길 수 있습니다. 대부분 2주 안에 상기 증상이 호전되고 점막치료와 병행해서 위축된 점막을 정상 점막 상태로 돌리기 위해서는 꼭 초기의 고비를 넘겨서 자주 사용해야 합니다.

코크림

코크림은 코 안이 건조하거나 코딱
지, 코피, 가려움증, 재채기 등으로
고생하시는 분들을 위해 개발되었습
니다. 특히, 코크림은 보습에 효과적
인 한약재와 항균, 항염 작용을 하는
프로폴리스가 포함되어 있어 염증으로 예

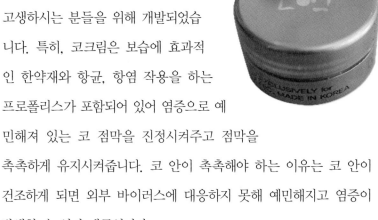

민해져 있는 코 점막을 진정시켜주고 점막을
촉촉하게 유지시켜줍니다. 코 안이 촉촉해야 하는 이유는 코 안이
건조하게 되면 외부 바이러스에 대응하지 못해 예민해지고 염증이
발생할 수 있기 때문입니다.

여름철에 에어컨, 겨울철 잦은 히터의 사용은 코 안 점막의 수분
을 말려 코 안이 건조해져 먼지나 동물털, 바람 등에 점막이 더 과
민반응을 일으키게 되고 이로 인해 콧속 간지러움, 재채기, 콧물, 코
막힘 등이 심해질 수 있습니다. 또한 코 안 점막이 너무 마르게 되면
분비물이 자연스레 코 밖으로 빠져나가지 못하고 코 안 점막에 코딱
지처럼 달라붙거나 떨어져 나가면서 코피도 자주 날 수 있기 때문에
코 안은 항상 촉촉하게 수분이 유지되어야 건강한 코의 상태라고
볼 수 있습니다.

프로폴리스 크림(점막보호. 보습유지)

프로폴리스 크림을 사용하는 환자는 다음과 같습니다. 내시경 검사 상 충혈, 피딱지, 가피가 보이면서 건조해 보이는 환자, 배농치료 시 발작적 재채기 반응을 보이고 심한 점막 자극을 보이는 환자, 배농치료 후 점막 부종이 심해서 두통을 호소하는 환자들입니다.

상기의 환자들은 코청수 전에 10분 정도 점막치료를 한 후 각자에 적합한 배농약을 사용해야 합니다. 자가치료제로 꼭 프로폴리스 크림을 처방받은 후 배농하지 않는 날 10분 정도 자가 점막 치료를 하는 것이 좋습니다.

콧물빼기 달인과 함께 비염 탈출하기!

코청수, 시원해에 의한
알레르기 비염의 치료 효과

오브알부민(Ovalbumin)으로
알레르기 반응 유도

각 마우스군에 복강 내 주사로 오브알부민과 수산화알루미늄 Aluminum hydroxide 을 주입하여, 오브알부민에 대한 민감성 증가를 유도하였고, 그 후 코로 오브알부민을 주사하여 비염 증상을 유도하였다. 각 마우스군에서 몸무게, 생리, 행동학적인 특이점을 보이지 않았다.

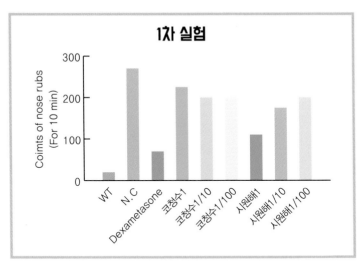

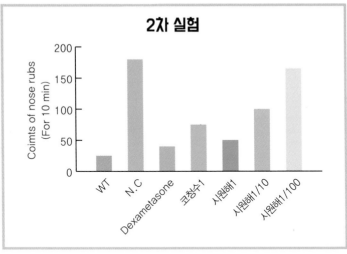

그림1

콧물빼기 달인과 함께 비염 탈출하기!

코청수, 시원해를 투여한 지 9일째 되는 날 마우스의 코 긁는 횟수 확인(Rubs monitoring)

각 마우스군에서 한 마리당 10분씩 동영상 촬영을 하여 코 긁는 횟수를 센다. 그림1에서 보는 바와 같이 정상 마우스군인 WT, 치료하지 않은 비염 마우스군인 N.C, Positive control 마우스군인 Dexamethasone, 코청수 원액과 1/10, 1/100으로 희석된 치료제로 치료한 마우스군인 코청수 1, 코청수 1/10, 코청수 1/100, 시원해 원액과 1/10, 1/100으로 희석된 치료제로 치료한 마우스군인 시원해 1, 시원해 1/10, 시원해 1/100에서 Rubs monitoring을 분석하였다.

농도별 코청수, 시원해 한약제제로 알레르기성 비염을 치료받 마우스군의 Rubs monitoring 확인

그림1의 결과를 보면 1차 실험에서 치료받지 않은 Negative control군은 Wild type군과 비교하였을 때 코 긁는 횟수가 상당히 증가한 것을 확인할 수 있다. 반면에 Dexamethasone으로 치료받은 군 만큼 시원해제제로 치료받은 군의 경우 시원해의 농도가 높아질수록 코 긁는 횟수가 유의적으로 감소하는 걸 확인하였다. 그에 반해 코청수를 투여한 마우스군에서는 농도에 상관없이 유의적인 치료 효과가 없음을 확인하였다. 따라서 2차 실험에서는 코청수 원액

을 투여한 마우스군만 확인하였다. 2차 실험에서도 시원해제제가 농
도 의존적으로 비염 치료에 효과가 있음을 알 수 있었다.

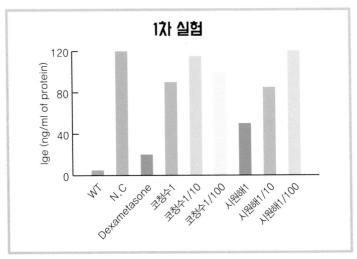

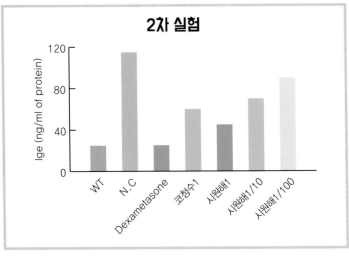

그림2

콧물빼기 달인과 함께 비염 탈출하기!

코청수, 시원해를 투여한 마우스에서 얻은 혈청에서 IgE 농도 확인

각 마우스군 정맥에서 얻은 혈액을 원심분리하여 얻은 혈청에서 알레르기 유발 항원에 특이적인 IgE를 측정하였다. IgE는 알레르기성 질환에서 유발되는 항원에 특이적인 항체이며, 또한 알레르기성 비염에서 강한 염증 반응을 일으키는 역할을 하기 때문에 일반적인 혈청 내 정상 농도보다 그 수치가 높게 나타난다.

그림2에서 보는 바와 같이 정상 마우스군인 WT, 치료하지 않은 비염 마우스군인 Negative control, Positive control 마우스군인 Dexamethasone, 코청수 원액과 1/10, 1/100으로 희석된 치료제로 치료한 마우스군인 코청수 1, 코청수 1/10, 코청수 1/100, 시원해 원액과 1/10, 1/100로 희석된 치료제로 치료한 마우스군인 시원해 1, 시원해 1/10, 시원해 1/100에서 ELISA assay를 통해서 혈청 내의 IgE 농도를 측정하였다.

농도별 코청수, 시원해 한약제제로 알레르기성 비염을 치료받은 마우스군의 혈장 내 IgE 농도 확인

그림2의 결과를 보면 1차 실험에서 Positive control인 Dexame-hasone 마우스군과 비교하였을 때 시원해 마우스군들이 시원해 약

물의 농도 의존적으로 혈청 내 IgE 농도가 감소하는 것을 확인하였다. 그 결과 시원해 약물이 알레르기성 비염 치료에 효과가 있음을 알 수 있었다.

그림1과 같이 2차 실험에서는 코청수 원액으로만 치료한 마우스군만 확인하였다. 2차 실험에서도 Dexamethasone 마우스군과 비교했을 때 시원해 약물 농도 의존적으로 알레르기성 비염 치료 효과가 있음을 확인하였다. 코청수 원액으로 치료한 마우스군도 유의적으로 IgE의 농도가 감소되었다.

코청수, 시원해를 투여한 마우스에서 얻은 비장과 코 조직에서 Cytokine 농도 확인

각 마우스군에서 얻은 비장과 코 조직에서 단백질을 뽑아 TNF-α, IL-4, IL-5 그리고 IFN-γ의 Cytokine 농도를 확인하였다. 알레르기성 비염 질환을 가졌을 경우 Th2 쪽으로의 분극화가 일어나기 때문에, Th2 cell에 의해 분비되는 cytokine의 농도가 증가하게 된다. 그림3에서 보는 바와 같이 정상 마우스군인 WT, 치료하지 않은 비염 마우스군인 Negative control, Positive control 마우스군인 Dexamethasone, 코청수 원액으로 치료한 마우스군인 코청수 1, 시원해 원액과 1/10, 1/100으로 희석된 치료제로 치료한 마

우스군인 시원해 1, 시원해 1/10, 시원해 1/100에서 ELISA assay
를 통해 비장과 코 조직의 Cytokine 레벨을 측정하였다.

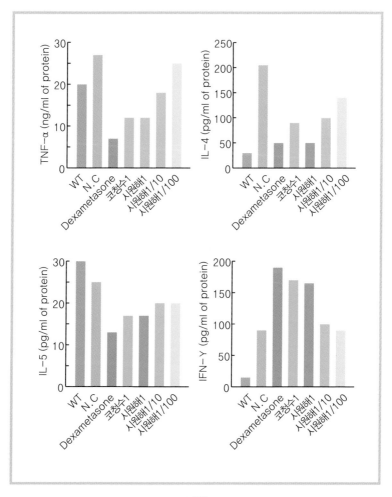

그림3

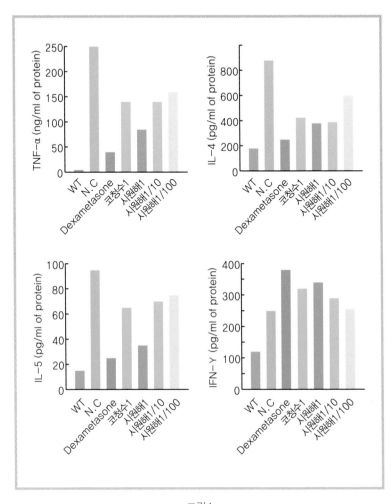

그림4

콧물빼기 달인과 함께 비염 탈출하기!

코청수. 시원해 한약제제로 알레르기성 비염을 치료받은 마우스군의 코 조직과 비장에서 Cytokine 농도 확인

그림3, 4의 결과를 보면 비장과 코 조직 모두에서 알레르기성 비염이 유발된 마우스군들 중에서 치료를 받지 않은 Negative control 군에 비해 Positive control군인 Dexamethasone을 투여한 마우스군에서 Th2 cell에서 분비되는 IL-4, IL-5 cytokine의 Level이 감소한 것을 확인할 수 있었다. 이와 유사하게 시원해를 투여한 마우스군에서도 농도 의존적으로 IL-4와 IL-5의 Level이 감소한 것을 확인하였다. 반면에 Th1 cell에서 분비되는 IFN-λ의 농도는 증가되었다. 이는 Th1/Th2의 분극화가 Th2 쪽으로 일어났음을 알 수 있었다. TNF-α의 경우는 비장과 코 조직 모두에서 Dexamethasone 군에서 TNF-α의 농도가 감소된 것을 확인하였고, 시원해를 투여한 군에서도 역시 농도 의존적으로 TNF-α의 농도가 감소되었다.

코청수. 시원해를 투여한 마우스군에서 얻은 코 조직에서 면역세포의 침투 정도 확인

각 마우스군에서 얻은 코 조직을 얇게 절단하여 코 격막의 점막 부분에 면역세포의 침투 정도를 확인하였다. 알레르기성 비염 질환을 가졌을 경우 코의 점막에서 강한 염증반응이 일어나기 때문에 수많은 면역세포들이 침투하게 된다. 그림4에서 보는 바와 같이 정상 마우스군인 WT, 치료하지 않은 비염 마우스군인 Negative control, Positive control 마우스군인 Dexamethasone, 코청수 원액으로 치료한 마우스군인 코청수 1, 시원해 원액과 1/10, 1/100로 희석된 치료제로 치료한 마우스군인 시원해 1, 시원해 1/10, 시원해 1/100에서 Hematoxylin&Eosin 염색기법을 통해 코 조직의 면역세포 침투 정도를 확인하였다.

콧물빼기 달인과 함께 비염 탈출하기!

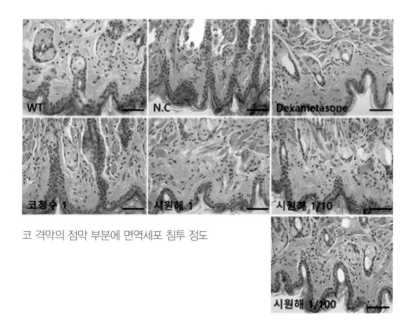

코 격막의 점막 부분에 면역세포 침투 정도

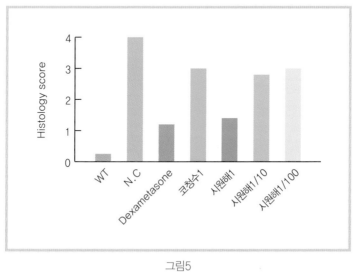

그림5

농도별 시원해 한약제제로 알레르기성 비염을 치료받은 마우스군의 코 조직 내 면역세포 침투 정도 확인

그림5의 결과를 보면 Wild type 마우스군과 비교하였을 때 치료 효과가 좋은 Positive control인 Dexamethasone 마우스군의 코 조직을 확인해 보면 조직 표면의 형태가 비교적 고르고, 조직 내의 세포 수가 Wild type 마우스군과 비슷함을 확인할 수 있다. 따라서 시원해 약물로 치료받은 마우스군들의 조직을 확인해 보았을 때 약물의 농도 의존적으로 치료 효과가 있음을 확인하였다. 반면에 치료받지 않은 알레르기성 비염 질환을 앓고 있는 마우스군들의 코 조직의 표면은 울퉁불퉁하며 그 사이로 면역세포들이 침투되어 세포 사이의 간격이 사라지고 세포 간에 촘촘하게 배열되어 있음을 확인할 수 있다.

본 연구는 알레르기성 비염 질환에 대하여 임상에서 쓰이는 한약제제를 이용하여 동물 모델에서 치료 효과를 확인하고자 하였다. 그 결과 시원해 한약제제가 비염 증상과 염증 반응을 완화시키고 혈청 내 IgE 농도를 감소시킨다는 사실을 확인하였다.

비염 자가진단 테스트

가족력이 있다. (아토피, 비염, 천식)	
눈·코 주위가 가렵고 자주 충혈된다.	
눈 밑에 다크서클이 있다.	
맑은 콧물이 흐르며 아침에 더 심하다.	
한 번 재채기가 나면 연속적으로 한다.	
코가 자주 막힌다.	
냄새를 잘 못 맡는다.	
잘 때 입을 벌리거나 코골이가 있다.	
기침, 가래가 있다.	
두통이 있다. (머리가 멍하고 무겁다)	
주의산만하며 집중하는 시간이 짧다.	
아토피나 천식이 있다.	
목 뒤로 콧물이 넘어간다.	
감기에 자주 걸린다.	
항상 피곤하고 신경이 예민하다.	

3-5개 = 비염의심 | 6-7개 = 중등도 비염 | 10개 이상 = 심한 증상

Q1 선생님 우리 아이는 봄, 가을 환절기만 되면 어김없이 코감기에 잘 걸려요. 약을 먹어도 그때뿐이고 얼마 전에 이비인후과에 갔더니 비염이래요. 콧물감기랑 비염이랑 다른 거에요?

▶▶ 감기나 비염이나 콧물, 재채기, 코막힘 등의 증상이 똑같아 비염인 줄 모르고 감기약만 처방받아 그때그때 증상만 없애다가 결국 만성비염이 돼서 오기도 해요. 우선 제가 감기와 비염의 차이점을 알려드릴테니 기억해두세요.

첫째, 감기는 오한, 발열 증상이 있습니다. 비염은 오한, 발열 증상이 거의 없어요.

둘째, 감기는 보통 2주 이내에 저절로 없어집니다. 하지만 비염은 2주가 지나도 콧물, 재채기, 코막힘 등의 증상이 사라지지 않기 때문에 감기증상이라 의심이 들었어도 코 증상이 너무 오래가면 비염을 의심해

콧물빼기 달인과 함께 비염 탈출하기!

봐야 합니다. 설령 감기로 시작했어도 아이가 폐, 기관지 등 호흡기가 약하고 체질적으로 어렸을 적부터 아토피나 천식 등 알레르기 증상이 있었거나 소화기가 약해져 면역기능이 저하되어 있는 경우에도 비염이나 축농증으로 재발되는 경우가 많습니다.

Q2 그러면 우리아이가 눈 밑에 다크서클이 있는 것도, 눈·코 주변을 자주 비벼대는 것도 알레르기 비염이 있어서인가요?

▶▶ 맞아요. 알레르기 비염이 있으면 눈·코 주변이 예민해 자주 가려워지고 먼지 많은 곳이나 동물털이 날리면 재채기를 수도 없이 하게 되요. 또한 눈 주위에 모세혈관이 많은데 혈관에 혈액순환에도 문제가 생겨 정맥혈이 도드라져 보이면 파랗게 또는 검게 보이게 되면서 다크서클이 진하게 보이는데요. 치료 후 비염증상이 완화되면 다크서클도 사라지는 경우가 많아요.

Q3 저도 없고 남편도 비염이 없는데 왜 아이에게만 비염이 있는 거죠?

▶▶ 보통 알레르기 질환은 부모 중 1명만 있어도 40~50%를 물려준다고 해요. 알레르기 3대 질환에는 비염, 아토피, 기관지 천식이 있고요. 본인과 신랑분 모두 비염은 없어도 다른 알레르기 질환이 없나 한번 확인해 보셨으면 합니다. 유전적인 요인 말고도 비염에 걸리는 원인으로 체질적인 요인이 있습니다. 유독 타고날 때부터 폐에 열이 많은 체질이거나 기관지가 약해 감기에 자주 걸리다 보면 비염에도 노출되기 쉽죠. 마지막으로 환경적인 요인도 있어요. 저희 때에는 흙을 만지면서 놀고 아파트보다 주택에서 많이 살았죠. 자연스럽게 면역력도 길러지고 인스턴트보다 어머니가 만들어준 자연식을 간식으로 먹고 살았고요. 요즘 아이들은 지나치게 영양이 과잉되면서 덩치는 커졌지만 실상은 인스턴트식과 늦게 자는 습관, 게임, 스마트폰 사용 등으로 체내 면역기능이 교란되어 있고 새집증후군이나 미세먼지, 화학세제, 샴푸 사용 등으로 면역체계가 교란되고 점점 알레르겐(항원)에 대해 필요 이상의 과민반응을 일으키는 아이들이 늘고 있습니다. 따라서 한번 알레르기 질환이 나타나면 증상만 빨리 억누르는 것에만 치중하지 말고 알레르기 반응을 일으키게 된 원인을 찾아보고 꾸준하고 올바른 식습관·생활습관 및 원인을 차단하는 방법들을 통해 교란된 면역체계를 원위치로 다시 되돌리는 데에 신경을 써야 됩니다.

콧물빼기 달인과 함께 비염 탈출하기!

Q4 이비인후과에 갔더니 의사선생님이 코뼈가 휘어서 비염이 생긴 것이라고 하던데 선생님은 전혀 다르게 얘기하시네요?

▶▶ 물론 비중격이 만곡되어 비염이 생길 수도 있어요. 하지만 앞서 설명드린 것처럼 체질이나 환경적인 요인이 고려되지 않고 비중격만곡증 수술만 한다고 해서 완치되는 경우는 많지 않습니다. 우리나라 인구 중 상당수가 비중격만곡증이 있는 분들이 많은데 이분들이 다 비염이진 않거든요. 또한 비중격만곡증 수술을 받았어도 어느 정도 시간이 경과하면 다시 재발되는 분들이 많고요. 우리가 목욕탕에 가면 탕 안에 뜨거운 물을 가득 담아져 있고 목욕탕 공기가 서늘할수록 천장에 물방울들이 많이 맺혀져 있는 것을 볼 수 있는데요. 코뼈가 휘게 되면 좌우 코 안에 온도 차이가 생기듯이 폐에 열이 많은 사람들은 호흡을 통해 코 쪽으로 찬 공기가 들어오면 급격한 온도 차이로 인해 습(물기)이 형성되고 그로 인해 코 안에 공기의 흐름이 순환이 저하되면서 코 점막이 붓거나 비강 내와 부비동이라는 공간 안에 담음이 축적되어 염증이 심화될 수 있습니다. 조금 어려운 얘기인 것처럼 들리지만 우리 몸은 항온동물이고 기본적으로 체온을 유지하기 위해 뜨거운 공기는 날숨을 통해 코 밖으로 찬 공기는 들숨을 통해 코 안을 통해 산소를 머리와 폐에 공급하여 하루 종일 바쁘게 운동하고 있지요. 이러한 흐름들이 지속적으로 방해를 받으면 공기·대류의 흐름이 원활하지 못하게 되고 그로 인해 병적인 증상들과 물질(담음)들이 형성되게 됩니다. 따라서 체질적이고 환경적인 요인을 고려해 근본적인 치료와 면역을 길러내는 습관이 비염을 고치는 데 중요한 요소입니다.

Q5 저희 아이는 주로 콧물, 재채기를 동반한 가려움증을 많이 호소하는데 저희 친정어머니는 식사하시거나 등산하실 때 콧물이 너무 나와 모임에도 잘 못나가고 코를 자꾸 풀어대야 하니까 창피하시면서 굉장히 괴로워하세요! 선생님 같은 비염인데도 사람마다 이렇게 증상이 다를 수 있나요?

▶▶ 아주 좋은 질문이세요! 비염하면 다들 알레르기 비염만 있는 줄 아시는데요. 크게 5종류로 나눌 수 있습니다. 아이처럼 콧물, 재채기, 눈·코 주변 가려움증을 주로 호소하는 알레르기성 비염은 주로 환절기나 먼지 많은 곳에서 발병하는데요. 가족력이 많고 체질적·환경적인 요인이 서로 복합 작용하여 발생합니다. 아토피나 천식을 동반하는 경우도 많고요.

친정어머니처럼 식사할 때 특히 뜨거운 음식을 드시거나 운동할 때나 샤워 시에 맑은 수양성 콧물이 계속 흐르는 비염을 혈관운동성 비염이라고 하는데요. 대부분이 몸이 냉한 체질인 분들(소음인)에게 또 면역력이 저하되어 나타나는 경우가 많습니다.

이밖에 비후성비염이 있는데요. 계절적인 요인, 낮·밤 상관없이 하루 종일 코막힘이 심하고 이로 인해 입을 벌리고 숨 쉬어서 입이 항상 마르고 입냄새가 나고 두통이나 집중력이 저하되고 심하면 목으로 코 농이 넘어가는 후비루 증상과 후각 장애 증상까지 나타나는 등 비염이 오래되고 심화된 상태입니다. 대부분 비염이나 축농증을 오랜 기간 치료하지 않고 방치되었거나 점막수축제의 장기간 사용으로 인한 부작용으로 생기기도 하는데 깊은 잠을 못 자 정신적으로도 상당히 피로감과 불안증을 호소하는 분들이 많아요.

비염이 치료되지 않아 얼굴뼈 안쪽 구멍인 부비동에 염증성 부산물인 코 농이 들어찬 상태를 부비동염(일명 축농증)이라고 하는데요. 감기 후유증으로 오는 급성 부비동염은 비교적 짧은 시간 안에 치료도 잘되고 예후가 나쁘지 않지만 너무 오래된 만성 부비동염은 누런코, 코막힘, 후비루 등 증상과 아울러 얼굴뼈가 움푹 들어간 곳을 누르면 압통이 심하거나 코·입에서 악취가 심하게 나거나 냄새를 아예 못 맡게 되는 경우도 생깁니다. 이런 경우에는 중이염이나 기관지염, 폐렴 등 염증이 코에 머무르지 않고 다른 기관에도 번질 수 있기 때문에 빨리 치료해야 해요.

마지막으로 위축성비염이 있는데요. 거의 고치기 어려운 비염이에요. 환자분 자신은 정작 비염 증상은 심하지 않고 냄새만 아예 못 맡는다고 하시지만 정작 코 내시경을 통해 들여다보면 코 점막이 암적색이나 암갈색을 띄면서 주름이 많이 있거나 건조한 상태로 피딱지가 지저분하게 말라붙어 있는 경우가 많은데 대부분 노인분들이 많아요.

이처럼 비염의 증상이나 점막의 상태에 따라 종류도 다양하고 치료 기간이나 예후도 달라지니 조금 덜 심할 때 치료받아야 비용이나 시간이 덜 들겠죠?

Q6 **비염도 증상에 따라 종류도 다양하다고 했는데요. 우리아이처럼 어렸을 때부터 비염이 있는 경우에 생길 수 있는 부작용이나 합병증에는 뭐가 있나요?**

▶▶ 아이들에게 비염이나 축농증이 있는 경우 가장 많이 듣는 질문 중에 하나인데요. 3대 합병증으로 성장장애, 학습장애, 아데노이드형 얼굴형 변형을 들 수 있습니다. 장애라고 하니까 무슨 몹쓸 병같이 들리네요. 죄송합니다. 겁주려고 하는 것이 아니라 비염은 살고 죽는 병은 아니지만 그만큼 오래되고 심해지면 삶의 질을 떨어뜨리고 행복한 삶을 영위하는 데 방해가 되니까요.

콧물을 자주 훌쩍이고 코를 킁킁대면서 습관이 되어버린 아이들은 주의력과 집중력이 떨어지고 막힌 코 때문에 뇌로 가는 혈류에 장애가 되고 산소공급이 부족해져 그만큼 두뇌 활동이 저하될 수밖에 없습니다. 또한 밤에 깊은 숙면을 취해야 성장호르몬이 왕성하게 분비되어 키도 더 잘 자랄 텐데 코막힘이 심한 아이들은 밤새 뒤척이거나 본인 코골이 소리에 놀라 깨버리고 양질의 잠을 제대로 취하지 못해 늘 피곤해하고 면역력까지 떨어지게 됩니다.

또한 입을 벌리고 자거나 숨을 쉬면서 하악관절의 인대가 늘어나거나 자극이 가해져 턱이 길어지고 앞으로 내밀어지거나 부정교합의 원인이 되기도 합니다. 가끔 치과치료를 하다가 비염이 원인이므로 비염을 고치지 않으면 부정교합이 고쳐지지 않는다면서 오는 아이들도 많거든요!

이밖에 성격이 예민해지거나 주의력 결핍장애가 심해지는 경우도 많으니 어떤 질환이든 마찬가지겠지만 비염, 축농증도 조기에 발견하여 치료와 관리, 예방하는 것이 매우 중요하답니다.

Q7 선생님 우리아이는 어렸을 적부터 중이염이 자꾸 재발되어서 튜브도 삽관하고 항생제도 자주 복용시키는데 잘 낫지 않아요. 왜 그런 걸까요?

▶▶ 어릴 때부터 감기에 자주 걸려 축농증이 심해지면 중이염 재발 가능성이 높아집니다. 축농증이란 정확히 말해 '부비동염'인데요. 부비동이란 얼굴뼈 안에 비어있는 공간을 말합니다. 우리가 코로 숨을 쉬게 되면 자연스럽게 부비동이라는 열려있는 공간을 통해 산소를 뇌와 폐 등으로 이동시키고 전신에 맑은 피가 제대로 순환되게 하죠. 이러한 활발한 대사기능을 통해 이산화탄소 노폐물은 또다시 부비동에서 코 밖으로 배출되고요. 그런데 면역력 저하로 인해 감기에 자주 걸려 부비동에 염증부산물이 쌓이게 되면 연결되어있는 눈, 목, 귓속으로까지 염증이 퍼지고 농이 이동하게 됩니다. 따라서 중이염이 재발되지 않게 하려면 그때그때 염증치료도 중요하지만 근본적으로 폐·기관지의 호흡기를 건강하게 하여 면역력을 길러주어 감기에 걸리지 않게 하는 것이 중요합니다.

Q8 선생님 저는 오늘 부비동이라는 소리를 처음 들었는데요. 좀 더 자세히 설명부탁드려요!

▶▶ 아! 그러세요? 죄송합니다. 좀 더 자세히 설명해드릴게요.
이 그림을 보세요!

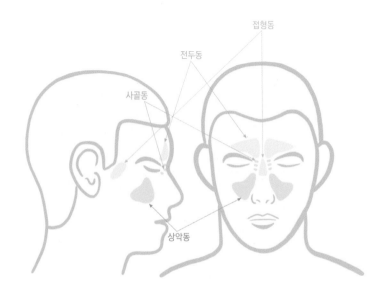

우리 콧속은 단순히 하나의 구멍만 뚫려 있는 게 아니라 보시다시피
조금 복잡한 미로같이 생겼어요. 바로 양쪽 코 안에 '갑개'라는 지붕 뚜
껑 같은 게 붙어있는데요. 코 안에 먼지와 세균이 깊이 들어가지 못하
게 필터 역할도 해주고 숨 쉴 때 코 안에 온도와 습도를 유지하게 해주
죠. 그래서 코를 제1차 방어기관·면역기관이라고도 부릅니다. 갑개마

콧물빼기 달인과 함께 비염 탈출하기!

다 부비동이라는 구멍이랑 연결되어 있는 통로가 나있는데요. 이 자연공을 통해 산소와 여러 분비물들이 이동합니다. 감기에 걸려도 콧물이 코를 통해 자연공으로 들어가 부비동에 고였다가 다시 코 밖으로 빠져나오게 되죠. 하지만 열증이나 염증이 심해져 콧속이 부어 막히게 되면 부비동 안에 고여 있던 콧물이 빠져나가지 못해 그대로 농의 형태로 변합니다. 부비동은 크게 얼굴 볼 쪽에 상악동, 눈·코 사이에 사골동, 앞이마 쪽에 전두동, 코 안쪽 깊은 곳에 접형동이 있는데요. 염증성 부산물이 농이 어느 위치에 차있느냐에 따라 후유증, 합병증도 다르게 나타납니다. 볼 부위인 사악동에 농이 가득 차게 되면 연결되어 있는 부위인 귀(중이염), 목 안(후비루, 기관지염, 폐렴 등), 잇몸(치주염) 등에 악영향을 끼칩니다. 눈·코 사이에 벌집모양처럼 작은 구멍이 여러 개인 사골동에 농이 차게 되면 농이 눈 안쪽 눈물샘을 막고 눈에도 염증을 일으켜 알레르기성 결막염을 일으킬 수 있습니다. 앞이마 쪽에 위치한 전두동에 농이 차있으면 누르면 그 부위가 아프거나 두통, 어지럼증을 유발합니다. 코 뒤쪽 깊숙한 곳에 위치한 접형동에까지 농이 차게 되면 머리 전체가 무겁고 아픈 증상을 느끼고 늘 피곤증에 시달리게 됩니다. 따라서 코와 부비동은 우리 얼굴의 중심과 많은 부위를 차지하면서 면역을 지켜주는 방어기관인 동시에 한번 염증이 생기면 여러 합병증까지도 불러일으킬 수 있습니다.

Q9 비염을 방치하면 부비동염에 이어 다른 합병증까지도 생길 수 있다니까 빨리 치료하고 다시는 재발되지 않게 관리도 잘하라는 말씀 너무 감사합니다. 그럼 어떻게 치료해야 될까요?

▶▶ 워워~ 성격이 급하세요!

우선 병원에 처음으로 내원하시게 되면 기본적인 체질검사와 코 내시경 검사를 진행하게 됩니다. 한의원에서 검사하게 되면 체질진단검사기는 여러 종류가 있지만 저희는 '양명경락검사기'라고 불리는 보험청구가 가능한 진단기계로 본인의 기혈부족·항진상태와 한열허실상태, 오장육부 장기의 기능검사를 통해 전체적인 몸 상태를 체크하고 여기에 더해 진맥과 혀의 상태 등도 관찰하여 개개인의 체질과 허실한열상태, 병의 허증·실증이냐를 따져서 진찰하게 됩니다.

본인이 미리 초진질문지에 작성해온 여러 가지 증상들을 다시 물어서 확인하고 증상이 걸린 기간과 가장 불편한 증상 및 이제까지 치료해온 경력들을 물어본 후 코 내시경 상태를 점검해보지요.

Q10 와~ 되게 꼼꼼히 진찰하시네요! 보통 이비인후과에 가면 검사시간과 상담시간이 금방 끝나는데 이렇게까지 할 필요가 있나요?

▶▶ 앞서 말씀드린 것처럼 한방에서는 비염의 한의학적 원인은 매우 다양하고 똑같은 알레르기성 비염이라 하더라도 본인의 몸 상태나 체질에 따라 증상이 다르게 나타날 수 있으므로 몸 전체를 파악하는 것을 원칙으로 합니다.

Q11 그래서 저는 한의원을 좋아해요! 자세히 오래 진찰받으니까! 왠지 돈이 안 아깝다는 생각이 들거든요! 그러면 '코 내시경' 검사를 통해서는 구체적으로 무엇을 볼 수 있나요?

▶▶ 좋은 질문이에요! 코 내시경을 통해 우선 코 점막의 색과 부종, 윤택한지 또는 건조한지 등을 보게 됩니다. 코 점막의 색은 선홍색이나 얇은 분홍색을 띠는 정도가 좋은데요. 염증이 심해져 열이 몰려 있는 경우에는 지나치게 빨간색을 띠고 있는 경우가 많고 반대로 점막혈관에 혈액순환이 이루어지지 않거나 체질적으로 몸이 냉한 사람인 경우에는 비정상적으로 하얗게 보입니다(주로 혈관운동성 비염).

또한 코 안이 열려 있어 안쪽에 중비갑개가 잘 보이는 경우에는 정상상태이지만 코 점막이 너무 심하게 부어서 코막힘이 심한 경우가 있는가 하면 아예 코 점막끼리 붙어있거나 갑개가 너무 심하게 부어있으면 코로 호흡 자체를 하기 어려워 입을 벌리고 숨을 쉬고 있는 경우도 있어요 ^{만성 비후성비염인 경우에 해당}.

코 점막이 부드러우면서 적당히 붉은색을 띄고 코 안이 열려있어 중비갑개가 잘 보이면 정상상태라 부를 수 있어요. 가끔 코 안이 건조해서 자주 코딱지가 생기고 자주 헐거나 코피를 자주 흘리는 경우도 비염을 의심해야 합니다.

이밖에 코 농의 색상이나 점도도 중요합니다. 예컨대 콧물이 맑은 수양성 형태이면 몸이 냉하거나 단순 알레르기성 비염일 확률이 높은데 점도가 끈적이면서 색깔도 누렇거나 초록빛을 띄면 축농증까지 의심해봐야 하니까요.

정리를 해보자면 코 점막이 울긋불긋하면서 부종이 보이고 콧물 형태의 염증부산물이 차있으면 알레르기성 비염, 코 점막색이 비정상적으로 핏기가 없이 하얗게 보이고 점막이 부어있으면서 맑은 수양성 콧물이 잠겨있으면 혈관운동성 비염, 코 점막이 아예 붙어있다시피 하고 지나치게 붉으면서 코 안이 매우 말라 있으면 비후성비염, 초록색이나 누런 농이 가득 차있으면서 코 점막 부종이 심하면 축농증에 코 점막이 건조하다 못해 쭈글쭈글 주름이 많고 윤기가 없으면서 색이 암적색이나 암갈색처럼 어둡고 상처가 많거나 피딱지가 많이 보이면 위축성비염에 가깝다고 판단하게 됩니다.

콧물빼기 달인과 함께 비염 탈출하기!

Q12 그러면 체질검사나 문진, 진맥, 혀 상태도 보고 코 내시경도 보고 선생님께서 비염의 종류나 진행 상태를 알려주시겠네요? 사실 여러 군데 병원도 다녀보고 치료도 받아봤지만 사실 아이 상태를 정확히 몰라 답답한 적도 많았거든요! 원장님 방송에서 봤던 '콧물빼기 치료?'는 어떻게 하는 건가요?

▶▶ 다들 콧물빼기가 궁금해서 오시는 분들이에요!

호기심에 아니면 정말로 간절해서 오셨든 일단 저희 한의원에 오시면 침 치료와 더불어 '배농치료'를 하게 됩니다. 배농치료는 동의보감에 나온 '신이고'라는 처방을 기본으로 비염에 좋은 여러 가지 한약재를 넣고 달여 만든 약물로 약솜을 이용해 코 안 점막에 흡수시켜 점막의 염증, 부종치료 및 비강 내와 부비동 안에 고여 있는 염증부산물을 밖으로 배출시키는 치료법입니다. 염증으로 인해 코 점막이 부은 것, 염증부산물이 코와 부비동에 차있어서 답답한 증상, 두통이나 안면통까지도 해결해주죠.

Q13 선생님 누구나 콧물은 있는 거 아닌가요? 그런데 콧물을 굳이 약물로 빼내야 되나요? 또 강제로 코 농을 빼내서 코에 자극을 줘 더 나빠지진 않을까요?

▶▶ 이런 질문도 많이 받는데요. 결론부터 말씀드리자면 전혀 걱정하실 필요 없습니다.

배농치료에 사용되는 약물은 모두 염증을 가라앉히고 소염, 해독, 해열, 진정작용이 있는 한약재로 구성되어 있기 때문에 코 점막을 상하게 하기보다 오히려 기혈순환을 도와 말라있는 건조한 코 점막을 촉촉하게 해주고 염증을 근본적으로 치료해주기 때문입니다. 그 과정 중에 코와 부비동 안에 고여 있는 노폐물이 자연스럽게 밖으로 나오는 것이지 억지로 없는 콧물을 밖으로 빼내는 치료가 아니거든요. 실제로 비염이 없는 분들이 배농치료를 하면 코 밖으로 나오는 게 거의 없고요. 설령 비염이 있다 하더라도 코 점막이 너무 심하게 부어있거나 농이 너무 오래되어 딱딱하게 굳어있는 형태로 부비동에 차 있는 경우에도 처음부터 잘 나오지 않습니다. 똑같은 약물로 치료를 하더라도 비염종류나 증상에 따라 다른 반응이 나타날 수 있습니다.

Q14 저는 '방송을 보고 저렇게 코를 빼주면 얼마나 시원할까?'하고 제 속이 다 후련했는데 콧물이 많이 빠져야 치료가 잘 되는 건 아닌 거네요?

▶▶ 비염 종류에 따라 심지어 체질이나 몸 상태에 따라서 제각각 반응이 다 다르게 나타납니다. 알레르기성 비염이 있으신 분들은 배농치료액이 닿는 순간부터 재채기를 엄청 많이 하는 경우가 많고 조금이 경과한 후에는 맑은 수양성 콧물이 흐르게 됩니다. 관운동성비염이 있으신 분들은 많은 양의 콧물이 나오지는 않지만 수양성 콧물이 뚝뚝 떨어지는 수준이며 비후성비염인 경우에는 배농치료를 받고 난 후 몇 시간에서 만 하루 정도는 오히려 코막힘이 더 심해지거나 두통이 생길 수 있고 콧물이 많이 나오지는 않습니다. 부비동염이 있는 경우 급성 부비동염인 경우에는 치료하자마자 많은 양의 누런 농이 나와 시원하다고 하지만 만성 부비동염으로 코 점막의 부종이 심하고 농 자체가 굳어서 딱딱해진 경우에는 처음부터 배농이 잘되지 않고 여러 차례 치료해야 농이 나오는 경우도 많습니다. 위축성비염은 치료가 잘되지 않는 비염인 만큼 배농치료를 해도 반응이 아예 없는 경우가 많고요. 따라서 무조건 코 농이 안 나온다고 치료가 안 되거나 치료 후 코막힘이 일시적으로 심해진다고 안 맞는다고 성급하게 판단해서는 안 됩니다. 앞서 말씀드렸듯이 배농치료란 치료과정 중 코와 부비동 안에 고여 있던 염증부산물이 밖으로 빠져나가는 모습의 형태를 보고 붙여진 이름이지 결국엔 비염치료에 효과적인 한약 약물치료방법인 것입니다.

Q15 아~ 선생님 말씀대로 코 치료하고 난 후 일시적으로 증상이 심해진 것 같아도 조급해하지 말아야겠어요. 죄송하지만 선생님 이렇게 배농치료는 얼마 동안이나 해야 하나요?

▶▶ 마찬가지로 치료 기간은 비염증상이나 걸린 기간(발병기간), 정도에 따라 다르지만 보통 3~6개월을 권유합니다. 주기는 1주일 2회 정도고요. 꾸준히 치료하다 보면 염증이 많이 가라앉아 코 점막부종도 호전되고 코와 부비동에 차있던 농이 빠져 두통이나 안면통, 후비루(목으로 코가 넘어가는 증상)도 없어져 일상생활에서 덜 불편하고 스트레스를 덜 받게 되지요.

증상이 거의 사라진 후에도 1년에 몇 번씩 특히 감기에 걸렸거나 환절기에 내원해서 간단한 코 내시경 검사와 진찰 후 짧은 기간 치료 및 관리해주면 설령 증상이 남아있더라도 예전과 같이 비염이 심한 초기 때 증상으로 돌아가지 않게 됩니다. 초반에 집중치료 3~6개월, 후 관리 및 예방치료(환절기나 감기 걸릴 때)로 비염이 불치병이 아닌 치료 가능한 질환이라는 것을 꼭 알아주시길 바랍니다.

콧물빼기 달인과 함께 비염 탈출하기!

Q16 선생님께서는 배농치료말고도 침 치료를 하신다고 했는데요. 침 치료를 꼭 받아야 하나요? 아픈 건 싫은데... (우리아이가 침을 잘 못 맞아요!)

▶▶ 걱정마세요! 침이 꼭 장침만 있는 게 아니라 너무 예민하시거나 침을 겁내 하는 아이들이나 기가 부족하신 분들을 위해 피부에 붙이는 피내침(이침)도 있으니까요. 체하거나 머리 아플 때 다쳐서 붓고 아플 때에도 침이 빠르고 좋은 효과를 나타내지만 비염에도 상당히 효과가 좋거든요. 침 자체가 소염효과가 뛰어나다는 건 여러 논문이나 학술지에도 실려 있고 기혈 순환에도 도움이 되지만 비염에 좋은 혈자리에 침을 놓음으로써 코 안 점막 부종을 빠르게 가라앉혀주어 이후에 진행되는 배농치료 효과를 극대화할 수가 있습니다. 실제로 침을 맞지 않고 배농치료를 받은 환자분에 비해 침을 맞고 난 후 배농치료를 한 환자분들이 코막힘도 빨리 낫고 코 농이 더 많이 배출되어 시원하다고 하는 경우가 많습니다.

이뿐만 아니라 비염 때문에 한의원에 내원하였더라도 위장기능실조나 폐 기능저하, 심양상항, 심기부족, 간 기능저하 등을 살펴 함께 침 치료를 병행해주면 몸 전체의 균형을 이루고 면역력을 높여주어 훨씬 더 치료효과가 잘 나타납니다.

Q17 선생님 혹시 우리아이처럼 아예 침 맞는 걸 무서워하거나 싫어하면 지압이나 마사지로는 안될까요?

▶▶ 왜 안되나요?

물론 침만큼의 효과는 아니겠지만 집에서라도 꾸준히 비염에 좋은 혈자리를 문지르고 지압해주면 비염증상을 완화하는 데 도움이 될 수 있습니다.

아침에 눈 뜨자마자 자기 전 잠자리에서 하루 2번 5~10분간 사진에 나온 비염에 좋은 혈자리인 영향혈, 인당혈, 합곡혈 등을 꾸준히 눌렀다가 떼거나 문질러주면 콧물, 코막힘 등이 점점 호전되는 것을 느낄 수 있습니다. 물론 꼭 정확한 진찰과 치료가 우선되어야 하고요!

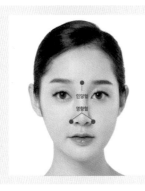
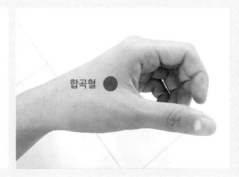

콧물빼기 달인과 함께 비염 탈출하기!

Q18 선생님 어떤 분이 비염에 느릅나무껍질이 좋다고 해서 작년부터 달여 주고 있는데 실제로 효과가 있나요?

▶▶ 우리나라는 유독 한약에 대해 전문가들이 많아요. 어떤 분들은 홍삼만 주구장창 복용하고 있고 어떤 분들은 느릅나무에 노니에 그 종류도 다양하고 비염에 좋다는 건강식품들은 하루 종일 드시는 분들도 많아요. 누가 비염에 OO를 바르거나 OO를 먹어서 완치했다고 하면 너 나없이 따라 하는 거죠.

하지만 제아무리 좋은 성분이나 약재도 본인 몸에 안 맞으면 오히려 독이 될 수도 있습니다. 본인 체질이나 증상, 몸 상태를 고려하지 않고 무분별하게 취하거나 맹신한다면 굳이 저희 같은 전문가, 한의사는 필요 없겠죠. 느릅나무껍질 유근피 이 염증을 없애주고 진정 및 해독작용이 있어서 위염, 위궤양, 비염에 좋은 건 사실이나 유근피 하나로만 비염이 완치되기는 어렵고 체질에 맞지 않은 분이 장기복용하면 탈이 날 수도 있으니 반드시 전문가, 한의사와 상의 후에 제대로 된 처방을 받아 치료하는 게 옳은 방법입니다.

Q19 그러면 비염 치료할 때 꼭 한약을 복용해야 하나요?
비용이 걱정돼요!

▶▶ 무조건 한약을 권하지는 않습니다. 비교적 가벼운 비염증상이 있거나 비염에 걸린 지 얼마 안 된 경우에는 우선 침과 배농치료를 먼저 해보고 그래도 잘 낫지 않는 경우에는 좀 더 원인파악을 한 이후 꼭 필요한 경우 한약을 권해봅니다. 체질적으로 폐나 기관지 등 호흡기가 약하거나 소화기능이 약해 위장기능의 실조로 인한 면역력의 저하가 보이는 경우 비염이 너무 오래돼서 재발이 반복되고 증상이 너무 심해 환자분이 너무 고통스러워하거나 선천적으로 기운이 너무 부족해 침과 배농치료만으로는 빠른 증상 호전과 예후가 안 좋게 나타날 경우에는 한약 복용을 처음부터 권하기도 합니다. 이런 분들은 대부분 한약복용이 병행되면 부족해진 기운이 보충되고 면역력 강화와 함께 체질개선이 이루어져 빠른 증상완화와 함께 신체 전반적인 균형이 북돋아져 예후가 좋게 나타나니까요. 요즘에는 보험이 되는 비염에 관련된 한약도 있으니 너무 겁먹지 마시고 병이 있다면 일단 정확한 진단과 빠른 치료를 받기를 권유합니다.

콧물빼기 달인과 함께 비염 탈출하기!

Q20 오! 치료한약도 보험이 된다니 눈이 번쩍 뜨이는데요?
정말 감사합니다! 그러면 비염한약은 어떤 종류들이 있나요?

▶▶ 크게 두 가지로 나뉠 수 있는데요. 본인이 고통 받고 있는 증상을 빠르게 완화해주는 대증치료약이 있고 또 하나는 본인의 체질이나 오장육부 허난한열증을 고려하는 한약이 있습니다. 비염도 결국엔 전신적인 질환이라고도 볼 수 있습니다. 그래서 몸 전체와 오장육부의 깨진 균형을 바로 잡아주고 체질개선과 함께 부족해진 기운을 보해주는 약을 고려해줘야 치료의 마무리도 잘되고 재발이 잘 안되게 도와줄 수가 있습니다. 대증치료 한약으로는(우선 급한 증상 위주로 치료하는) 한의원에서 비염 환자분들에게 일반적으로 많이 처방되는 소청룡탕, 여택통기탕, 패독산 같은 처방들이 있습니다. 콧물, 재채기, 가려움증, 오한발열, 몸살 등의 증상에 잘 듣는 처방들입니다. 하지만 이 세 가지 처방이 아무리 현재의 증상을 빠르게 완화시켜 준다 해도 본인의 체질이나 허난한열증, 오장육부의 균형상태 등에 맞지 않으면 근본적인 치료가 힘들어질 수 있으므로 반드시 한의사나 전문가에게 꼼꼼한 상담과 진료 및 검사를 통해 적극적으로 치료해야 합니다.

Q21 선생님 결국엔 비염을 고치기 위해선 침과 배농치료, 한약처방이 병행되어야 하고 한약도 그때그때 증상만 완화해주는 처방도 중요하지만 본인 체질과 면역을 올려주고 개선해주는 처방을 받아 꾸준히 복용하는 것이 중요하단 거네요. 그럼 한약복용도 어떻게 얼마나 자주, 오래 먹어야 하나요?

▶▶ 보통은 하루 2~3회, 3개월~6개월 정도 권유하는데요. 이것도 연령에 따라 체력에 따라 또 질병에 걸린 기간(급성이냐 만성이냐)에 따라 기·혈의 과잉·부족상태에 따라 한약복용기간은 달라집니다. 복용양도 80mg, 100mg, 120mg으로 다양하고 제형도 달여진 탕약 이외에도 알약, 가루약, 산재, 엑기스, 고제 등 정말 다양합니다. 특히, 본인의 몸 상태가 기가 많이 부족할수록 질병에 걸린 기간이 오래될수록 또 여러 치료방법들(양약 스테로이드제의 사용, 수술 경력 여부에 따라)에도 잘 낫지 않는 경우에 현재 몸 관리에 신경을 못 쓰는 상황이나 직업·환경적으로 비염이나 알레르기 질환에 노출되기 쉬울수록 한약복용을 좀 더 장기간 시켜서 몸 상태를 좀 더 균형있고 건강하게 해드려야 비염도 더 예후가 좋게 치료할 수 있습니다.

Q22 일전에 우리아이가 코피를 너무 자주 쏟고 코 안이 너무 건조해지고 밤만 되면 코가 아예 꽉 막혀서 선생님께 말씀드렸더니 일주일 분만 약을 지어주셨는데 그럼 그 처방은 비염약이 아니었었나요? 신기하게도 일주일 안에 증상이 다 사라졌었거든요.

▶▶ 아까도 말씀드렸듯이 비염약이라고 딱 정해져 있는 처방은 없습니다. 물론 비염의 다빈도 증상인 콧물, 재채기, 코막힘, 후비루(기침) 등의 증상에 다빈도 처방은 존재하지만요. 소청룡탕, 패독산, 여택통기탕, 행소탕 등이 그 예이구요. 때론 몸 상태의 허·실·한·열증을 구분해 처방을 내리는게 빠르기도 하고 효과적인 경우도 많거든요. 아드님 같은 경우에 그 당시 매일 찬 음식과 밀가루 음식 위주로 먹고 살이 찌면서 몸에 열증과 습담이 쌓여 해독이 안 된 상태로 내원하였기 때문에 청상견통탕이라는 열독을 들어서 내려주고 막힌 기운을 풀어주면서 저절로 습담이 제거되게 한 경우라 볼 수 있습니다. 천상견통탕은 주로 두통이나 두중감에 많이 처방되는데 열증으로 인한 코막힘과 코 건조증, 코피 쏟는데에도 효과적이었던 거죠. 여기에 온담탕을 가감해 심장의 기운을 강화하고 안정시켜주어 숙면을 유도해 잠도 잘 자게 도와드렸습니다.

Q23 재미있네요. 선생님 그러면 초진 때 제가 선생님께 '우리아이가 자주 콧물감기에 잘 걸리고 감기에 한 번 걸리면 잘 안 낫는다'라고 했었는데 거기에 맞는 한약이나 보약도 들어간 건가요?

▶▶ 물론이에요. 보약이라고 해서 녹용이나 인삼만 있는 게 아니에요. 본인 체질에 맞으면서 부족해진 오장육부의 기운을 채워주면 그게 바로 보약인 거죠. 우리 아이도 처음 내원 시 혀에 백태가 가득 끼고 헛트림을 자주 하면서 입냄새가 많이 나고 대변상태도 좋지 않아 위장기능을 강화시켜주는 삼출건비탕+양위탕과 함께 평소 조금만 찬 기운을 쐬도 감기에 잘 걸려 애엽(쑥)이 많이 들어간 교애탕을 처방해드렸습니다. 게다가 비염증상은 어차피 감기증(상한증)에 걸리면 더 심해지는 질환이라 폐의 기능을 보해주는 약재를 가감한 비염처방을 내린 것입니다. 대부분 아이 어머니들에게서 가장 많이 듣는 소리가 전에도 환절기만 되면, 찬 바람만 불면 어김없이 감기에 걸리고 항생제까지 먹여도 잘 낫지 않았는데 한약 먹은 뒤로는 감기에 걸려도 심해지지 않고 며칠 뒤면 금방 낫고 항생제는 더 이상 안 먹여도 된다는 소리를 듣는 이유가 바로 여기 있습니다.

콧물빼기 달인과 함께 비염 탈출하기!

Q24 선생님이 알려주신 대로 침을 맞고, 한약을 복용하면서 꾸준히 배농치료를 하면 정말 완치가 될까요? 비염은 치료가 안 된다 던데 재발하지는 않나요?

▶▶ 우선 비염은 불치병이 아닙니다.

다만, 비염을 완치하는 데는 시간과 꾸준한 관리와 비용 등이 투자되어야 해서 쉽게 포기하거나 살고 죽는 문제가 아니라서 그때그때 증상 완화에만 신경을 쓰기 때문에 재발이 자주 일어나는 것이죠. 감기나 소화 장애 같은 경우에는 재발이 되냐고 묻지 않죠? 이런 질환은 대부분 짧은 기간 1~2주 내 에 치료되고 재발하더라도 익숙한 병명이라 그러려니 생각하기 때문이에요. 감기나 소화 장애도 그때그때 치료를 해서 증상이 사라져도 본인이 몸 관리를 잘 못하고 몸의 균형이 깨져서 면역력이 저하되면 당연히 재발도 잘되고 한 번 걸리면 잘 낫지 않습니다. 우리가 두통이 생기면 두통이 생긴 원인을 파악해 근본적인 원인 치료를 해야 다시 두통이 생기더라도 빨리 고칠 수 있고 재발률도 낮아지는데 두통을 빨리 가라앉히기 위해 진통제만 복용해버리면 오히려 병의 치료 시기를 놓치거나 병이 발전되어서 회복불능의 상태에 놓일 수 있기 때문에 근본적인 원인파악과 그에 따른 적절한 치료와 관리, 예방이 중요합니다.

비염도 본인이 스스로 의지를 가지고 적극적으로 치료해야 하고 더 잘 고쳐주는 전문의를 찾아 비염이 생긴 원인과 증상에 따른 비염의 종류와 예후, 정확한 치료방법들과 치료 기간, 비용 등을 파악해 본인에게 맞는 치료법을 선택해서 꾸준히 집중치료하여 자각증상이 거의 없어지고 코 내시경이나 X-RAY, CT 같은 의학진단법을 활용한 검사 상에서도 완치판정을 받으면 이에 안심하고 방심하지 말고 생활습관이나 주위환경, 코 건강관리와 몸 전체의 균형상태 등을 항상 체크하고 신경 써서 재발이 잘되지 않게 노력하는 것이 더욱 중요합니다. 그러면 비염으로 고통받거나 삶의 질이 떨어지는 일에서 졸업할 수가 있고 실제로 진료현황에서 많이 보고 있습니다.

집안 대대로 내려오는
한의사 에피소드

조선시대 국왕의 상한증(傷寒證)도
말끔히 낫게 한 할아버님의 〈소시호탕가감방〉

　조선시대 국왕의 어머니가 상한증에 걸려 오한 발열과 도한증이 심해져 온갖 약을 써봐도 낫지 않아 전국에 방을 내리게 되었다. 이에 조상님 중에 병을 잘 고치기로 소문났던 할아버지께서 "소시호탕가감방"을 써서 열을 내리고 사기를 몰아내 결국 병이 말끔히 나아 자리에서 일어나자 국왕은 너무 기뻐 할아버지의 손목을 덥석 잡으시고 큰 벼슬도 내리셨다고 한다. 할아버지께서는 국왕이 잡으셨던 손목을 항상 광목으로 돌돌 감고 지내셨다고 자자손손 子子孫孫 구전으로 내려오고 있다.

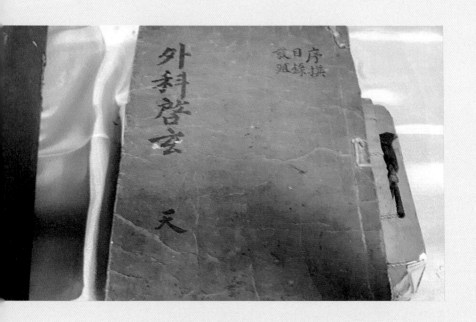

외증조부의 진맥

후대 자손들도 의원을 운영 수인당한의원- 전라도 병영에 소재했던 김의원 하고
제자들을 계속 양성하는 데 힘썼다. 하루는 외증조부께서 진맥을
잘 잡기로 귀신같다 하여 진맥을 잡고서 냇가에 가서 손을 씻으면
진맥을 잡힌 자가 사흘 안에 죽는다는 소문이 있었는데 제자 3명이
모여 사부께 진맥을 청해 잡고 사부의 뒤를 따라갔는데 그중 한 명
의 진맥을 잡고 인상을 쓰시더니 우물가에서 손을 씻으셨다.

콧물빼기 달인과 함께 비염 탈출하기!

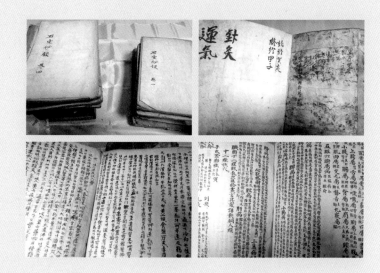

제자들은 이에 다 같이 웃고는 자네가 이렇게 건강한데 사부님도 이제 많이 늙으셨나 보다 하고 지나쳤다고 한다. 하지만 그 일이 있고 3일 후에 정말 그 제자가 죽었더라는 유명한 일화도 있다.

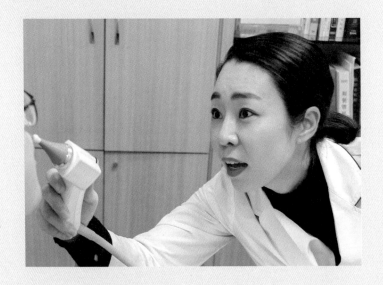

고조부님과 아버지

이처럼 아람한의원은 숙종 때 약 300년 전 부터 한의사를 지낸 집안으로써 조상께서는 벼슬을 지내면서 대대로 사람들 병도 고쳐주고 약초를 다루기도 했는데 특히 고조부께서는 문둥병 환자들을 직접 손으로 만지고 고쳐주셨다고 한다. 후세에도 가업으로 이어져 한약방, 한의원을 운영하면서 선조들의 오랜 기간 동안 환자들을 돌보면서 쌓은 노하우와 경험을 물려받아 현대인의 변한 식습관과 생활습

콧물빼기 달인과 함께 비염 탈출하기!

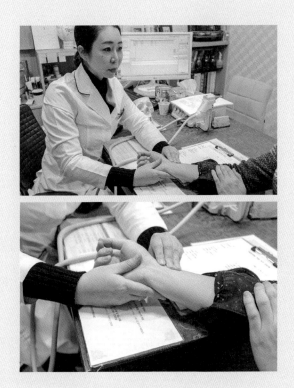

관 및 환경적인 영향으로 바뀐 체질과 증상을 고려하여 끊임없이 연구 및 개발을 해오고 있다. 또한, 선조들의 환자를 대하는 마음가짐과 몸가짐을 계승하여 환자 중심의 치료의학으로서의 한의학을 계승하고자 노력하는 한의사가 되려고 애쓰고 있다.

"비염을 잘 관리하는 생활 TIP으로는

신이화차, 약쑥차, 유근피차, 오미자차 등의 차를 마시거나

비염증상완화에 도움이 되는 혈자리 지압법 등이 있습니다."

PART

5

—

**비염을 잘
관리하는 생활 TIP**

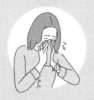

비염에 좋은 차

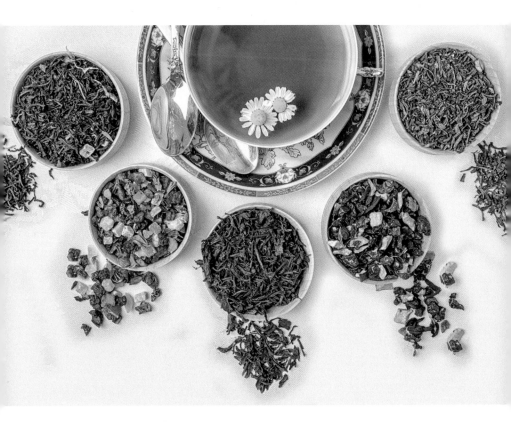

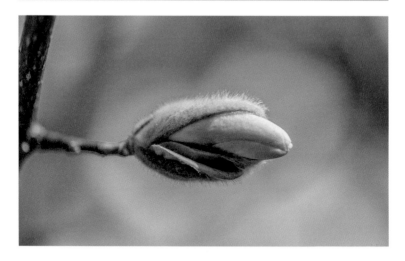

　동의보감에서는 목련을 신이라 불렀으며 꽃이 피기 전의 꽃봉오리를 따서 약재로 사용했습니다. 신이는 폐 기능을 강화시켜주고 기관지를 건강하게 해주어 감기, 비염, 기관지염에 효과적이며 몸 안에 있는 차가운 기운과 풍으로 오는 코막힘, 비염, 축농증을 치료하는데 쓰입니다. 또한 콧물이 흐르며 냄새를 맡지 못하는 증상에 좋습니다.

약쑥차

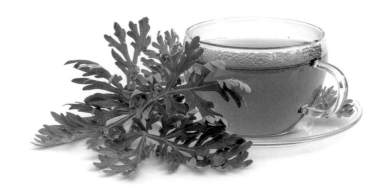

    약쑥은 예로부터 몸을 따뜻하게 하고 세균 형성을 억제해 면역력 증진에 도움을 주는 성분이 많아 건강관리에 효능을 지닌 약초로 전해져 왔습니다. 특히, 비타민A와 비타민C가 몸의 저항력을 길러주고 감기예방과 치료에 좋은 효과를 나타내며 수족냉증과 기침에 효과적입니다. 이외에도 한국생명공학연구원에 따르면 여러 실험 결과로부터 강화약쑥 주정추출물이 다양한 자극에 의해 일어날 수 있는 염증자극물질의 생성과 동맥경화를 진전시키는 신호전달의 활성을 억제함으로써 동맥경화 및 비만을 예방할 수 있음을 과학적으로 증명했습니다.

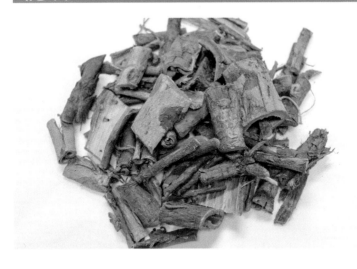

　동의보감에서 느릅나무는 성질이 평하고 맛이 달고 독이 없으며 부드러워 대소변을 잘 통하게 하고 장, 위의 사열을 없애 장염에 효과적이며 부은 것을 가라앉히고 불면증을 낮게 한다고 되어 있습니다. 또한 위궤양, 위염, 위하수 등 각종 위장 질환에 잘 듣는다고 합니다. 특히 한방에서는 염증이나 부은 증상을 완화하는 데 주로 사용하며 유근피의 점액질 성분이 비강 속 점막이 마르지 않게 보습하는 역할을 합니다. 또 루테올이나 피토스테롤 같은 항산화 물질이 풍부해서 알레르기 반응을 진정시키고 염증을 완화하는 역할을 합니다. 염증 해소에 탁월한 효과가 있어 천연 소염제로 활용 가능해 피부 염증 등에도 도움이 되며 풍부한 항산화 물질이 있어 면역력을 높여 아토피 알레르기 반응을 진정시킵니다.

오미자차

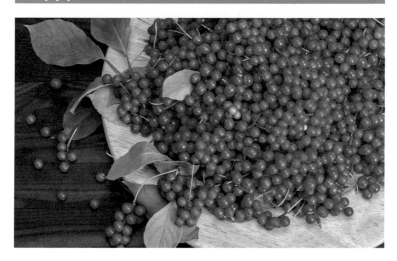

오미자는 한의학적으로 따뜻한 성질로 특유의 신맛은 기운을 모아준다고 봅니다. 특히, 오미자에는 시잔드린, 고미신, 시트럴, 사과산, 시트르산 등의 성분이 들어 있어 심장을 강하게 하고 혈압을 내리며 면역력을 높여 주어 강장제로 쓰입니다.

비염증상완화에 도움이 되는
혈자리 지압법

찬죽혈

눈썹 사이에 있는 이 두 지점을 둥그렇게 눌러 마사지하면 막힌
코를 뚫거나 흐르는 콧물을 막아줘 두통을 잊게 합니다. 만성 비염
에 시달린다면 꼭 알아두면 좋은 혈자리입니다.

인당혈

인당혈은 양쪽 눈썹 사이 미간에 위치한 혈자리로 두통이나 어지
럼증, 콧물감기에 좋은 혈자리입니다.

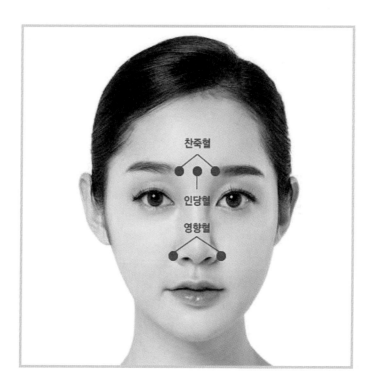

영향혈

영향혈은 코 옆의 움푹 파인 곳으로 면침을 붙이거나 손으로 꾹꾹 눌러주면 코막힘 해소에 도움이 됩니다.

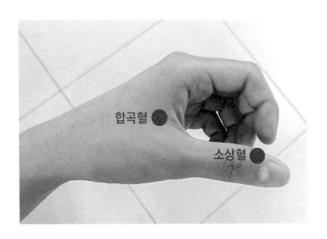

합곡혈

합곡혈은 엄지와 집게손가락 사이에서 약간 위쪽 손등 부위에 위치한 혈자리로 위장기능 회복과 더불어 코기능 건강에 좋습니다.

소상혈

비염은 폐기관지가 튼튼해야 증상의 호전이 빠르기 때문에 폐와 연결되는 혈자리를 지압해주게 되면 폐기관지 강화에 도움이 됩니다.

콧물빼기 달인과 함께 비염 탈출하기!

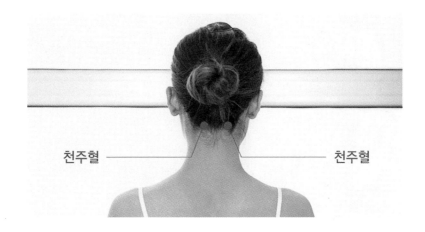

천주혈 —————————— 천주혈

천주혈

천주혈은 눈, 귀, 코와 관련된 문제를 담당합니다. 일단 부드럽게
마사지하면 편두통으로 인한 코 막힘을 줄여줍니다.

- 미국 LA에서 강연(2016)

- 금당도에서 하계의료 봉사(2013 2014 2015)

- 강원도 인제에서 봉사(2017)

- SBS 생활의 달인 비염/콧물빼기 달인편(2013)

- 장흥국제통합의학박람회 비염치료 명인으로 선정(2016)

- 대만중의사협회에서 아람한의원으로 방문 및 비염강의(2017)

- 한의과대학연합동아리에서 강의(2017)

- 아모레퍼시픽 면역력과 알레르기 질환에 대해 강의(2017)

- 대전지방법원에서 강의(2017)

비염 치료 강연
및 봉사활동

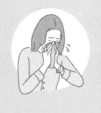

미국 LA에서 강연(2016')

미국한의사협회 '한의사랑'의 초청으로 성사된 이번 강의는 미국 전역에서 모인 150여 명의 한의사들이 참여했습니다. 강연은 당일 오후 2시부터 오후 7시까지 긴 시간 동안 진행되었을 정도로 매우 뜨거운 호응을 얻었으며 이날 강의에서는 비염의 한의학적 원인과 진단하는 법, 아람한의원의 비염치료법인 배농치료를 소개하고 시연하는 순으로 진행됐습니다.

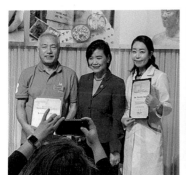 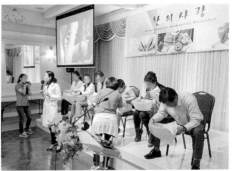

美하원의원 지미추에게 감사패 받음 / 강연 후

금당도에서 하계의료 봉사(2013′ 2014′ 2015′)

전라남도 완도군 금당도를 방문하여 한의원과 병원 출입이 어려운 지역주민들에게 의료봉사서비스를 제공하고 금당도에 거주하는 중장년층을 대상으로 혈압 및 혈당체크, 진맥, 침 치료 등 기본적인 한방 진료를 실시했으며 다른 봉사자들은 거동이 불편하신 어르신들을 부축해드리거나 간단한 안마, 마을 청소를 도왔습니다.

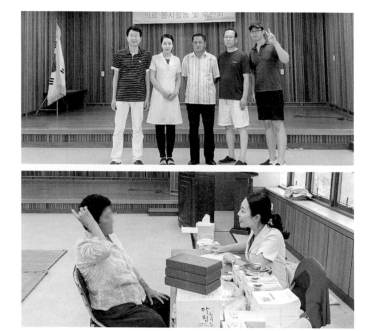

콧물빼기 달인과 함께 비염 탈출하기!

강원도 인제에서 봉사(2017')

강원도 인제군 북면 원통리와 용대리를 찾아 의료봉사활동을 진행하였습니다. 총 12명의 의료관계자들이 참여하여 160여 명의 환자를 돌봤으며 의료봉사 침 치료 및 배농치료 및 한방사업 관련 관계자 협의를 통하여 농촌주민들에게 도움을 드렸습니다.

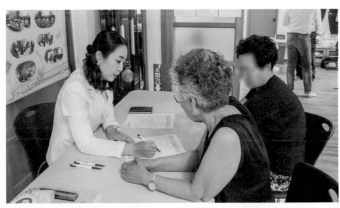

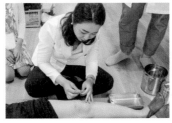
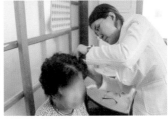

SBS 생활의 달인 비염/콧물빼기 달인편(2013ʹ)

　SBS 생활의 달인 비염/콧물빼기 달인으로 출연하여 비염에 관한 다양한 실험을 통해 비염의 달인임을 인증하고 배농치료 일명 콧물빼기 치료를 세상에 알리게 되었습니다. 이외에도 환절기 감기 및 일상생활에서 할 수 있는 겨울철 감기 극복에 좋은 여러 가지 방법을 소개하였습니다.

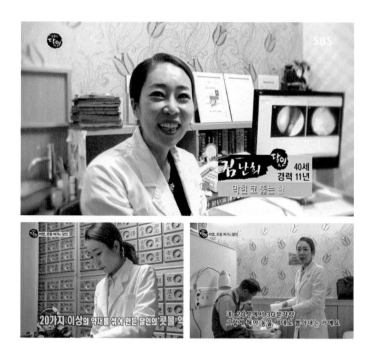

장흥국제통합의학박람회 비염치료 명인으로 선정(2016')

전남 장흥에서 개최된 국제통합의학박람회 한방명의열전에서 김난희 한의사가 명인 30명 중 비염치료부분 명인으로 선정되어 만성 성인병관의 체험존에서 배농치료를 실시했다. 만성 성인병관은 대표적인 성인병 발생원인과 치료법에 대해 정보를 제공하고 질환별로 상담 및 체험기회를 제공하는 관으로 이날 실시된 배농치료는 체험자들로부터 좋은 반응을 얻었습니다.

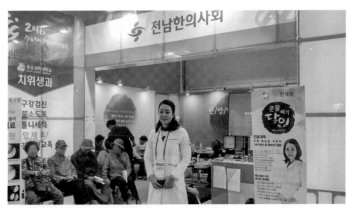

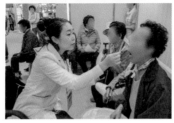

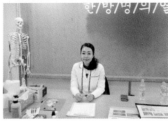

대만중의사협회에서
아람한의원으로 방문 및 비염강의(2017')

　아람한의원을 직접 방문해준 대만중의사협회 중의사들을 대상으로 비염이론 및 치료법에 대해 강의하고 실제 시행되고 있는 아람한의원 OMD검사 및 코내시경 확인을 통해 비염을 검진하고 실제 배농치료를 체험해보는 시간을 가졌습니다.

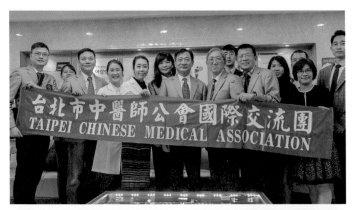

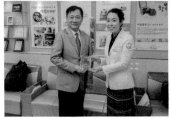
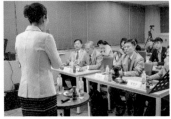

콧물빼기 달인과 함께 비염 탈출하기!

한의과대학연합동아리에서 강의(2017')

　전국한의과대학 연합동아리는 경희대, 가천대, 대구한의대, 대전대, 동국대, 동신대, 상지대, 세명대, 우석대 총 9개 한의과대학 학생들의 연합 동아리로 동계 방학을 맞아 전체 합숙하는 한의대생을 대상으로 비염에 관한 이론 설명 및 배농치료를 실습해보는 시간을 가졌습니다.

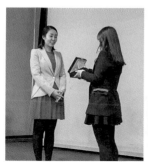 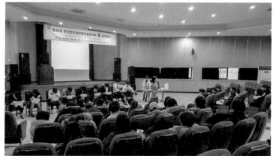

아모레퍼시픽 면역력과 알레르기 질환에 대해 강의
(2017' 용인, 대전, 대구, 광주, 마산)

아모레퍼시픽 마산, 용인, 광주, 대구, 대전 인재개발원에서 아모레퍼시픽 직원들을 대상으로 한 면역력 이론 및 면역력에 좋은 음식, 생활습관, 홍삼의 효능에 대해 강의하는 시간을 가졌습니다.

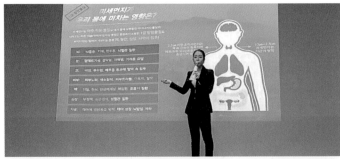

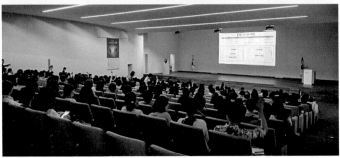

콧물빼기 달인과 함께 비염 탈출하기!

대전지방법원에서 강의(2017' 11월)

대전지방법원 인문학 아카데미에 초청되어 면역력과 알레르기 질환 비염+아토피 에 관해 강의하는 시간을 가졌습니다.

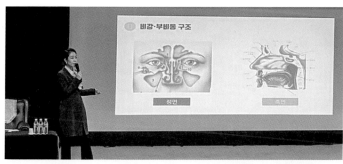

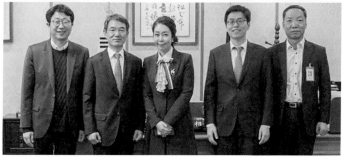

"그렇게 추가로 시작된 3개월 중 2개월간

침 치료와 한약 복용을 병행한 지금 제 상태는

주변에서 "지난 겨울 비염을 앓던 사람이었나?"라고

생각할 정도로 완치된 상태입니다.

우연히 시작된 치료였지만 결과로 보여진 저의 상태는

비염환자 모두에게 추천하고 싶은 마음입니다. "

환자들의
후기

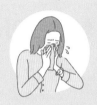

저는 어린 시절부터 코감기 코막힘 등 코 질환으로 생활에 막대한 불편을 느끼며 살았습니다. 학창시절 공부할 때 기억력 악화, 대기업 재직 중에는 브리핑 및 발표 시 코막힘으로 발음 부정확 등, 겪어본 사람들만이 느끼는 힘든 고통을 받았었지요. 이런 코 질환을 극복하기 위해 어릴 때부터 이비인후과에서 꾸준히 치료하였습니다만 효과가 없었습니다.

일반적 치료로는 차도가 없어 1982년 대학 3년 겨울방학 때 15일 입원하며 축농증 수술 및 만곡증 교정 수술을 하였고, 알레르기 반응검사에 의한 치료를 꾸준히 받았으나 머지않아 다시 코막힘 등 증상이 재발되었습니다. 이후 고통은 계속되었고 2010년경에도 축농증 시술 및 비염 시술을 2차례 받았으나 코감기 등이 발생하면서 증상이 다시 악화되어 힘든 상황은 계속되었습니다.

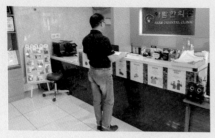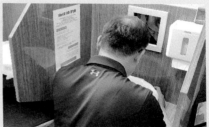

2018년 봄 환절기에 코막힘으로 극심한 고통을 받던 중, 인터넷 검색을 통해 아람한의원을 알게 되었고, 치료내용을 검색해 보니 가능성 있다는 생각이 들어 확인차 방문하였습니다.

우리 몸은 자연치유 메커니즘으로 되어있다고 생각합니다. 몸의 질환은 원인을 제거해 주면 자연히 회복되며, 자연치유 메커니즘에 도움이 되는 치료가 궁극적인 방법이라는 평소 지론입니다. 코질환도 마찬가지인데, 아람한의원에서는 코 주위 상악동 부비동 등 6개 공동의 연결부위 염증을 제거하는 한방약과 침 치료 및 배농치료 등을 통해 코 주위 근육을 정상으로 만들고 공간 소통을 원활하게 해주는 좋은 치료법이라 생각합니다. 3개월 치료받고 있으며, 현 상태 너무 좋습니다. 제 오랜 기도제목이 이루어질 것 같아 감사드려요. 앞으로도 계속 좋겠지요. 김난희 원장님?

콧물빼기 달인과 함께 비염 탈출하기!

비염 및 축농증 수술을 고민할 정도로 상태가 심각했던 제가 불편 없이 숨을 쉬게 된 기쁨을 공유하고 싶어 간단히 후기 글을 남깁니다.

작년 2017년 11월 거의 10년 이상 달고 살았던 비염의 증세가 나날이 심해져서 코로 숨을 정상적으로 쉬기고 어렵고 늘 휴지와 콧물을 달고 살고 코가 막혀서 잠을 이루지 못하거나 깊이 오래 잠들지 못하고 깨는 일이 너무도 빈번하여 수술을 진지하게 고민했었습니다.

스테로이드계 코 분사제의 약효로 근근이 살아가던 저는 근방의 비염 및 축농증 수술 전문 이비인후과를 알아보던 중에 어머니의 수술은 안 좋다는 조언 그리고 비염 수술 경험자의 재발 경험 등을 듣고 한의원에서 치료받는 것으로 마음을 결정하였습니다.

마침 제가 즐겨 시청했던 모 프로그램에서 배농치료 받는 모습을 본 적이 있기에 어렵게 아람한의원 동대문 본점으로 향하게 되었고 반신반의하면서 약 6개월간의 치료가 시작되었습니다. 내시경 카메라를 통해 처음 본 제 코 속의 상태는 매우 심각했습니다. 점막이 잔뜩 부어있었고 농이 차서 숨쉬기가 어려운 것이 너무도 당연해 보였습니다. 그동안 제 코의 상태를 통해서 짐작으로만 "매우 안 좋을 것이다"라고 판단했는데 막상 직접 대면한 코 상태는 참담하기 그지 없었습니다. 최초의 침과 배농치료로 스타트를 끊은 제 치료는 그리 녹록하지는 않았습니다.

배농치료 자체가 처음 접하는 사람에게는 힘든 과정이기도 하고 무엇보다 배농치료와 코크림 치료, 침 치료, 한약 복용 이후에도 쉽사리 나아지지 않고 오히려 코가 막히는 제 상태에 '정말 나아지고 있는 건 맞는 건가'라는 생각이 들면서 답답하기도 하고 치료 과정

콧물빼기 달인과 함께 비염 탈출하기!

이 매우 지루했습니다.

제가 치료를 작년 늦가을에 시작했으니 비염 환자들에게 가장 힘든 시기일 수도 있는 겨울에 제 치료가 한창 진행되었고요. 스테로이드계 분사제의 사용 횟수가 줄어들면서 조금씩 나아지는 것이 피부로 느껴졌습니다. 매달 한약을 새로 받으면서 코의 상태를 확인했을 때 두 달 정도 치료받은 시점부터 내시경 카메라에서도 상태가 좋아지는 모습이 보이기 시작했습니다. 올 2~3월 정도에 날씨가 조금씩 풀리면서 따뜻해지기 시작하고 제 코도 완전히 뚫린 상태가 계속되었고요. 현재까지 음식조절과 함께 한약 및 배농치료를 계속한 결과 최근에 처음과는 판이하게 달라진 코 내부의 상태를 확인하였습니다. 그리고 그 전에 이미 제가 몸으로 좋아진 것을 느끼고 있는 중이었습니다.

치료 도와주신 아람한의원 동대문 본점 스태프분들 그리고 원장님께 감사를 드립니다. 특히 비염 때문에 고통을 받거나 고민하시는 분들께 드리고 싶은 말씀은 혹시 한의원 치료를 원하신다면 급격히 좋아지지 않는 코 상태 때문에 고민하시지 말라고 말씀드리고 싶습니다. 비록 치료받는 과정이 어렵고 때로는 힘겨울 수도 있지만 한의원 치료 프로그램을 성실히 따라가신다면 꼭!!! 좋은 경과를 확인하실 수 있으실 것이라고 확신합니다. 두서없는 긴 후기 글 읽어주셔서 감사드립니다.

콧물빼기 달인과 함께 비염 탈출하기!

중고교 시절 비염을 달고 살았었지만 성인이 되면서부터 환절기가 아닐 때면 스스로가 비염 환자였었나 할 정도로 모르고 지냈습니다. 그러던 중 작년 우리나라에 평소와 달리 미세먼지가 유독 실시간 검색어에 많이 오르고 유독 눈이 많이 오고 추었던 겨울, 한동안 모르고 지냈던 비염을 심하게 앓게 되었습니다.

갑자기 미세먼지가 많아지고 날씨도 너무 추워져서 그런가 보다 생각하며 처음에는 '며칠 코를 풀다 보면 없어지겠지?' 생각했습니다. 그런데 제 생각과는 달리 아무리 코를 풀어도 막힌 코는 숨이 쉬어질 생각을 하지 않았고 오히려 콧속이 콧물로 가득 차서 가래까지 생겨 버렸습니다. 그렇게 몇 주가 지났음에도 호전을 보이지 못했고 회사 내에서 저를 보던 지인이 안쓰러웠는지 생활의 달인 방송에서 배농치료에 대해 본 적이 있는데 그 치료가 왠지 저에게 도움이 될 것 같다며 추천해주었습니다. 워낙 오랜만에 비염에 시달리고 있던 터라 저에게 비염은 너무 괴롭게만 느껴졌었습니다. 그래서인지 지인으로부터 추천을 듣자마자 저는 초록 검색 창에 '생활의 달인', '배농치료'를 검색하였고 그곳이 아람한의원이라는 것을 알게 되었습니다. 예약 진료를 해야 한다는 검색 결과를 따라 저는 누구보다 그 순간 간절했기에 가능한 예약 시간 때에 제시간을 맞추기로 마음먹고 예약 확정 전화를 기다렸고 몇 시간 뒤 예약 확정 시간을 답변받을 수 있었습니다.

　다행히 아람한의원 본점은 집 근처에 있었고 기대에 가득 찬 마음으로 제 아내와 함께 첫 방문을 했습니다. 방문 후 몇 가지 설문과 검사 후에 첫 대면한 '이효정 원장님'은 저의 설문 및 검사 결과 내용을 보시고 전형적인 알레르기성 비염 환자라며 짧게는 3개월 길게는

6개월 정도 꾸준히 체질을 개선하며 치료를 받아야 한다고 단호하게 말씀하셨습니다. 그 순간 저는 '아무리 풀어도 계속해서 나오는 콧물을 6개월이나 더 달고 지내야 하나'라는 생각도 들었지만 원장님께서 치료 기간 동안 먹으면 안 된다고 하신 것과 하지 말라고 말씀하신 부분들을 모두 지키며 치료받는 것에 최선을 다해서 예상하신 기한 내에 무조건 완치한다고 다짐하였습니다.

그렇게 시작된 첫 3개월의 치료방식은 배농치료, 침 치료 그리고 한약 처방이었습니다. 매일 2회 아침, 저녁 한약을 복용하고 주 2회 한의원에 내원하여 배농치료 및 침 치료를 받는 방식이었습니다. 처음 안내받을 당시만 해도 치료 방식이 어려울 것 없다고 생각되었지만 배농치료를 받은 후 저의 생각은 달라졌습니다. 배농치료 중 끊이지 않는 저의 재채기와 하염없이 제 코에서 흘러내리는 콧물은 상상을 초월할 정도였습니다. 그래도 오로지 완치되어야 한다는 생각만 가지고 3개월의 치료를 받던 중 서서히 제 콧물의 양은 줄어들기 시작하였고 치료 후 붓던 코 속도 느껴질 정도로 덜 붓게 되었습니다. 그럴수록 저는 나을 수 있다는 확신을 갖게 되었습니다.

지켜야 하는 사항들을 모두 지키며 치료받은 결과 3개월 후 저는 비로소 코로 숨을 쉴 수 있게 되었고 배농치료 없이 침 치료와 한약만 복용하면 되는 정도로 호전되었습니다.

첫 3개월의 치료를 마친 후 추가 진료의 여부를 결정하기 위해 대면한 원장님은 "제가 열심히 치료받고 따라 주었다"며 격려해주셨고 "호전된 만큼 더 이상 배농치료는 받지 않아도 될 것 같다"고 해주셨습니다.

그렇게 추가로 시작된 3개월 중 2개월간 침 치료와 한약 복용을

콧물빼기 달인과 함께 비염 탈출하기!

병행한 지금 제 상태는 주변에서 "지난 겨울 비염을 앓던 사람이었나?"라고 생각할 정도로 완치된 상태입니다. 우연히 시작된 치료였지만 결과로 보여진 저의 상태는 비염환자 모두에게 추천하고 싶은 마음입니다.

저는 제주도에 사는 한○○인데요. 나이는 69세입니다. 방송을 보고 올라왔는데 친절하지 않을까 봐 걱정했어요. 보통 서울 사는 사람들은 불친절하잖아요. 유명한 한의원이나 병원들은 가본 결과 친절하지 않았는데 여기 김난희 원장 선생님은 제가 긴 시간을 붙들고 여쭤봤는데도 짜증도 안 내시고 끝까지 친절하게 상담해주셨습니다. 다른 병도 친절하게 상담해 주셔서 약도 지어 갑니다. 신뢰가 가면 약을 짓게 되지요. 감사합니다.

2016년에 큰아이가 항생제를 열흘 이상씩 먹어도 콧물 흘리는 증상이 차도가 없어서 지인의 소개를 받아 치료를 받았습니다.

한여름에도 콧물을 달고 살았었는데 한 달 반 정도 배농과 한약 복용하여 치료하였고 그 뒤 많이 좋아졌습니다. 이제는 환절기나 겨울에 감기가 걸려도 양약을 처방받아서 며칠 복용하면 약이 잘 들더군요. 전에는 열흘 넘게 먹어도 차도가 없었는데 지금은 둘째도 축농증이 심해서 배농치료 중에 있어요. 비염이 심한 아이를 두셨다면 효과가 확실하니 내원해보시길.

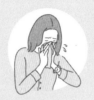

한의사로서의
꿈과 다짐

초진 때 진료실에 들어오는 대부분의 환자분들은 "비염은 고칠 수 없다는데요?", "정말 치료받으면 나을 수 있나요?", "다시 재발되는 거 아닌가요?" 등과 같은 질문을 가장 많이 하신다. 특히, 지인소개로 오시는 분들에 비해 방송, 인터넷, 홈페이지, SNS 등 광고를 보시고 오시는 분들은 아주 강한 불신과 의심의 눈초리로….

당연한 관문이다.

항히스타민제, 스테로이드제, 항생제, 항울혈제까지 사용하고 나서도 낫지 않아 수술까지 감행했는데도 재발이 돼서 오신 분들이 10명 중 4~5명 꼴이기 때문이다. 비염은 불치병이 아니며 체질적인 요인과 신체 전반적인 결여상태를 보완하지 않고 대중요법에만 치중하면 그때그때의 증상만 완화할 뿐이지 오히려 근본적인 치료시기를 놓치게 되거나 병의 원인치료가 이루어지지 않아 결국 만성적이고 악성적인 비염 및 축농증으로 진화될 수 있는 것이다. 저는 항상 환자들에게 "본인 스스로 반의사가 되라"고 말한다.

전문가가 열심히 좋은 도구로 치료법과 약으로 치료를 도와드려도 본인이 식습관, 생활관리, 환경관리를 하지 않으면 결국엔 기 부족과 오장육부 불균형으로 인한 면역력 저하로 인해 비염이 끊임없이 재발되고 악화되는 경우가 태반이기 때문이다. 다만, 비염 전문의가 옆에서 비염을 더 빨리 낫게 해주고 재발이 되지 않게 도와주는 방법들을 열심히 따르고 실천에 옮기면 나을 수 있는 것으로 결국에는 '병은 스스로가 고치는 것이다'

질환에 대한 노하우와 경험이 풍부한 전문가가 도와줄 뿐인 것이다. 지난 15년간 비염과 축농증, 아토피 등의 임상경험을 토대로 쌓은 노하우와 치료법을 바탕으로 조금 더 빠른 증상 완화와 더불어 환자분들이 더 이상 비염 때문에 일상생활에 지장을 받지 않고 건강한 생활을 누릴 수 있다면 더 바랄 것이 없다.

　필자는 앞으로도 꾸준한 임상과 연구논문, 책, 강의와 더불어 소외된 계층이나 노약자분들을 위한 의료봉사에도 힘써 나갈 것을 약속드리며 한의사가 된 것을 사명으로 여기며 나 역시 건강한 몸과 마음으로 행복하게 진료하는 삶을 목표로 삼을 것이다.

••• 추천사 •••

저는 방송인입니다. 하여 목소리와 호흡에 대해 매우 민감한 편인데, 의외로 많은 사람들이 코와 호흡의 중요성을 무시하는 경향이 있습니다. 면접관들이 좋아하는 목소리, 합격을 부르는 목소리, 아름다운 목소리의 핵심은 발음, 발성, 호흡입니다. 호흡이 원활해야 좋은 발음과 발성을 담을 수 있는데, 코로 숨을 쉬는 것이 답답해지면 입을 벌리고 호흡을 하는 습관이 생기게 됩니다. 호흡은 반드시 코로 해야 합니다. 그래야만 습도와 온도를 맞춘 공기가 기도를 통해 폐로 가기 때문이죠. 코로 하는 호흡은 우리 몸이 건강을 유지할 수 있게 하는 아주 중요한 요소입니다.

모든 일에는 전문가가 필요합니다. 콧물 빼기와 비염치료의 달인 김난희 원장님의 치료 노하우가 담긴 소중한 이 책으로 부디 비염으로 고통받는 모든 분들이 비염 탈출에 성공하길 바랍니다.

— 글 쓰는 DJ 래피(작가, 방송인)

콧물빼기 달인과 함께 비염 탈출하기!

산업화의 발달로 대부분의 사람들은 각종 알레르기 유발인자들에 노출되어 살고 있습니다. 체질적 소인으로 타고났거나 혹은 환경적 요인으로 인해 각종 알레르기 질환들에 많은 이들이 고통을 받고 있습니다. 이렇게 각종 알레르기로 고통받고 있는 환자들에게 기쁜 소식이 있습니다. 이 책, 『콧물빼기 달인과 함께 비염 탈출하기!』가 나왔다는 것입니다. 비염에 관한 각종 임상례를 비롯하여 치료방법에 대한 좋은 길잡이의 출간을 진심으로 환영하며 적극 추천드립니다.

— 홍주의(서울특별시한의사회 회장)

안녕하세요, 〈와따네〉란 곡으로 활동 중인 트로트 가수 '유일한'입니다.

좋은 목소리를 가지고 싶으신가요? 그럼 김난희 원장님께 맡겨보세요. 저는 좋은 목소리는 목에서만 나오는 게 아니라 긍정적인 마음과 늘 평온한 마음이 동반될 때 상대에게 아름답게 전달된다고 봅니다. 김난희 원장님은 예쁜 마음과 늘 한결같은 마음으로 사람을 대해주시는 분이십니다. 긍정적인 마음의 소유자이시죠.

이제 이 책으로 비염 치료 확실히 하시고 아름다운 목소리를 찾고 오래오래 유지하며 사시기 바랍니다.

비염 치료엔 아람한의원 김난희 원장님이 와따네!

— 유일한(트로트 가수)

가짜 뉴스는 비단 모략이 판치는 정치적인 분야에만 한정되지 않습니다. 한의학에 대한 비전문가들이 마치 전문가처럼, 한의학적 사실에 대해 이러쿵저러쿵 각종 언론 매체와 개인 SNS를 통해 부끄러움 없이 이야기하는 것의 대부분은 가짜 뉴스일 경우가 매우 큽니다. 이런 오염된 언론 환경 속에서, 비염이라는 특정한 주제로 매우 깊은 전문성에 기반한 진짜 한의학 이야기와 진짜 한의학 뉴스를 전해줄, 존경하는 김난희 원장님의 신간이 드디어 출간되었습니다. 너무나 기쁘고 반가운 일입니다. 매우 오랫동안 비염에 대해 치열하게 연구하고 성실하게 진료해온 최고의 비염 전문가 김난희 원장님의 이 책이, 비염 증상으로 고생하고 있는 대한민국의 수많은 소아청소년들과 성인분들에게 희망과 행복의 언어가 되리라 확신합니다.

— 황만기(아이누리 한의원 네트워크 대표원장)

콧물빼기 달인~ 김난희 원장님의 『콧물빼기 달인과 함께 비염 탈출하기』 국민서적 등극을 축하드립니당^^ 이 시대의 여자 '허준' 김난희!

무대에서 늘 안 좋은 공기와 호흡기 질환에 시달리는 나에게 새로운 희망을 안겨준 난희 원장님~~ 책 출간을 진심으로 축하드리고 많은 사람들이 좋은 정보 함께 공유해서 건강해지길 기원합니다~♥ 대박나세요~~!

— 노현희(가수 겸 탤런트)

환절기엔 코가 막히고 재채기가 너무 많이 나와 숨쉬기도 제대로 못할 정도로 불편했습니다. 학창시절 이비인후과에서 수술(레이저 수술 및 비강 확대술)도 수차례 하였으나, 수술 후 단기간은 효과가 있는 것 같지만 결국에는 다시 코막힘과 재채기 그리고 수면 호흡곤란 등으로 고생하였습니다. 치료해도 의미가 없다 생각하고 있던 중에 김난희 원장님을 알게 되었고 '코빼기 치료'를 받으며 코빼기 키트를 구입하여 집에서도 정기적으로 치료를 할 수 있게 되었습니다.

김난희 원장님의 치료가 특별한 점은 원인을 분석하고 근본적인 치료를 위해 단순한 시술이 아닌 호흡기의 체력을 길러주는 것 같습니다. 치료 이후엔 환절기임에도 불구하고 호흡기가 잘 견디고 있음을 몸으로 체험하고 있습니다. 저처럼 지방에 거주하고 있어 원활하게 치료받지 못하는 분들께 치료법을 자세하게 알려주실 수 있도록 책을 출간해주셔서 정말 감사드리며, 본 치료를 통해서 숨쉬기의 자유로움을 느끼실 수 있기를 기대합니다.

― 서동기(회계사)

후각에 모든 세포를 하나하나 일깨워준 '비염의 달인, 김난희 원장님' 새로운 향을 느끼게 해준 또 하나의 선물입니다♡

― 권태헌(현우동 셰프)

환절기 불청객 비염!! 탈출할 수만 있다면…. 배농치료의 신세계를 보여주며 센세이션을 일으켰던 김난희 원장님을 만난 건 행운이었다. 김난희 원장님의 보약 같은 책, 『콧물빼기 달인과 함께 비염 탈출하기』, 시원~~하게 숨 쉴 수 있는 자유!! 되찾고 싶은 분들 강추합니다!♡♡

— 허윤아(걸그룹 LPG)

비염은 평생 완치가 어려운 만큼, 잘 치료받고 관리하는 것이 중요한데요. 여러 방송에서 잘 알려져 있는 김난희 원장님의, 비염 치료비법을 책으로 알려준다 하니, 이젠 누구나 비염과 코 건강관리의 달인이 될 듯합니다. 특히, 〈건강한의사〉와 〈건강스페셜〉 등의 의학 프로그램을 진행하면서 많은 한의학 자료를 접하고 한의학의 우수성을 널리 인지하고 있는 한 사람으로서, 이 책을 적극 추천합니다!

— 정유미(치의학 박사)

콧물빼기 달인과 함께
비염 탈출하기!

초판 1쇄   2018년 11월 1일

지은이   김난희
발행인   김재홍
교정·교열   김진섭
마케팅   이연실

발행처   도서출판 지식공감
등록번호   제396-2012-000018호
주소   경기도 고양시 일산동구 견달산로225번길 112
전화   02-3141-2700
팩스   02-322-3089
홈페이지   www.bookdaum.com

가격   15,000원
ISBN   979-11-5622-403-7 03510

CIP제어번호   CIP2018031479
이 도서의 국립중앙도서관 출판예정도서목록(CIP)은 서지정보유통지원시스템 홈페이지(http://
seoji.nl.go.kr)와 국가자료공동목록시스템(http://www.nl.go.kr/kolisnet)에서 이용하실 수 있
습니다.